安全用药科普丛书

消化系统疾病用药

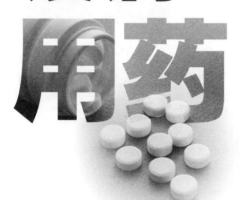

丛书主编 石学敏 赵振宇

主　编 朱明辉 叶青

小课堂

天津出版传媒集团

天津科技翻译出版有限公司

图书在版编目(CIP)数据

消化系统疾病用药小课堂 / 朱明辉, 叶青主编. —
天津 : 天津科技翻译出版有限公司, 2023.5
(安全用药科普丛书 / 石学敏, 赵振宇主编)
ISBN 978-7-5433-4346-7

Ⅰ.①消… Ⅱ.①朱… ②叶… Ⅲ.①消化系统疾病
—用药法 Ⅳ.①R570.5

中国国家版本馆CIP数据核字(2023)第063204号

声 明

医学是不断发展的科学,疾病的治疗方法和药物的使用方法也在不断改变。本书作者和出版机构尽可能依据目前的权威参考资料,确保本书内容的准确性与时效性。但在医学领域可能存在不同的观点或认识,因此,作者或出版机构无法保证本书所提供的信息完全精准或面面俱到,特别建议读者在阅读本书的同时参考其他相关资料。读者在用药前应认真阅读相关药物的说明书,并遵医嘱使用。

消化系统疾病用药小课堂
XIAOHUA XITONG JIBING YONGYAO XIAOKETANG

出　　版:天津科技翻译出版有限公司
出 版 人:刘子媛
地　　址:天津市南开区白堤路244号
邮政编码:300192
电　　话:022-87894896
传　　真:022-87893237
网　　址:www.tsttpc.com
印　　刷:高教社(天津)印务有限公司
发　　行:全国新华书店
版本记录:710mm×1000mm　16开本　6印张　100千字
　　　　　2023年5月第1版　2023年5月第1次印刷
　　　　　定价:32.00元

(如发现印装问题,可与出版社调换)

丛书编委会

丛书主编

石学敏　　赵振宇

编　　者（按姓氏汉语拼音排序）

蔡　磊	柴　莹	柴士伟	陈　鹏	陈　正	陈金千	陈湉傲
董　艳	杜春辉	杜春双	杜美静	高　宁	高　智	韩建庚
康　蕊	蓝高爽	李　昊	李　佳	李　蒙	李　倩	李　妍
李　莹	李博乐	李继彬	刘　芳	刘　艳	刘婧琳	刘文生
刘翔宇	刘晓磊	刘艳萍	刘玥皎	柳丽丽	陆　璐	缪　玮
庞　宁	彭龙希	瞿晶田	石学敏	宋　玮	宋　鉴	谭晓旭
王　丹	王　磊	王　楠	王　玮	王春伟	王郁汀	温晓娜
文柳静	文彦丽	肖茏珂	谢　栋	徐梦思	许　鑫	许建春
薛　静	杨　晨	杨檬檬	杨晓姣	叶　青	禹　洁	袁恒杰
臧　滨	臧美彤	张　超	张　洁	张　颖	张福君	张晓龙
张紫钰	赵　青	赵芙蓉	赵振宇	郑国斌	周　瑾	朱爱江
朱明辉						

本书编委会

主 编

朱明辉　叶　青

副主编

柳丽丽　朱爱江

编 者（按姓氏汉语拼音排序）

蔡　磊　杜美静　高　智　李　昊　李　妍　刘　艳　刘文生

刘艳萍　柳丽丽　庞　宁　王　楠　温晓娜　许　鑫　叶　青

张　洁　赵　青　朱爱江　朱明辉

丛书前言

《"健康中国2030"规划纲要》强调:"健康是促进人的全面发展的必然要求,是经济社会发展的基础条件。实现国民健康长寿,是国家富强、民族振兴的重要标志,也是全国各族人民的共同愿望。"为满足国民主动汲取健康知识的需求,引导公众树立科学的健康理念和疾病防治意识,我们与多家医院的专家们几经探讨交流,最终,在天津市药学会药学服务专业委员会的大力支持下,我们牵头编写了这套"安全用药科普丛书",力求为全民健康贡献一套规范用药的教育和科普指南。

本套丛书选取大众生活中影响最广的常见病进行用药科普释疑,采用问答的形式,图文并茂,内容丰富,深入浅出,让读者理解药物的选择,以及掌握长期服药期间的各种注意事项和生活方式的调整方法。本套丛书不仅适合普通患者及其家属阅读,对于相关医务人员也有一定的参考价值。

此次编写科普丛书,我们深感意义重大。我们希望能够积极参与医学知识普及工作,并用最朴实、通俗的语言,尽最大的努力,让广大读者掌握科学用药的知识。在编写过程中,我们认真撰写,紧扣与大众日常生活关系最密切的问题,用心斟酌语言,力求让广大患者在病情的防治和合理用药知识方面有所收获,重回健康生活,共享美好未来。

我们相信,本套丛书的出版,有助于促进公众健康素养的稳步提高,为推进"健康中国"建设出一份力。

前 言

消化系统疾病在临床中所涉及的相关疾病范围十分广泛,包括食管、胃、肠、肝、胆、胰等脏器的器质性和功能性疾病,在临床上十分常见。据统计,胃肠病和肝病导致的疾病负担占所有疾病的1/10,在我国,胃癌和肝癌分别是恶性肿瘤患者死因的第2位和第3位。对于很多慢性消化系统疾病,合理的药物治疗和生活方式的干预不仅能够治疗疾病,延长患者的生存期,还能够减轻患者的经济负担,提高其生活质量。但是,不规范的药品使用和不健康的生活方式则会加重疾病的进展。

天津市第三中心医院的医生和药师搜集并整理了常见消化系统疾病的相关知识,包括疾病的表现、药品的合理使用、生活方式的干预等,旨在为大众普及医学知识,提高患者的自我认知能力,帮助患者做好自我疾病的科学管理。本书分为三个章节:第一章以胃肠道疾病为主,介绍了慢性胃炎、胃食管反流病、消化性溃疡等疾病的相关知识,同时也涵盖了特殊人群(妊娠期女性和儿童)胃肠不适时的药物选择,以及幽门螺杆菌的相关知识;第二章以肝病为主,介绍了乙型肝炎、丙型肝炎,以及脂肪肝、肝硬化、肝癌等疾病的相关知识,同时也包括了疾病前期有效管理、延缓疾病进展的知识;第三章则是从保肝、养肝的角度讨论了中药、西药对肝脏的影响和保肝药物的选择。

本书兼顾专业性和通俗性,配以图表,将深奥的医学知识具象化,以便非医学专业人士理解。相信本书的出版对于每一位读者都会有所裨益。

朱明峰　叶青

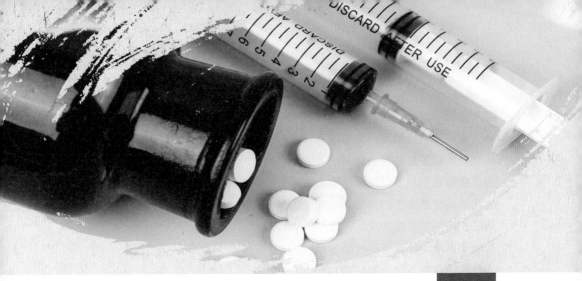

胃肠疾病及相关用药知识

第 二 章
肝脏疾病及相关用药知识

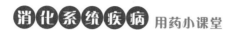

第三章
中西药对肝脏的影响

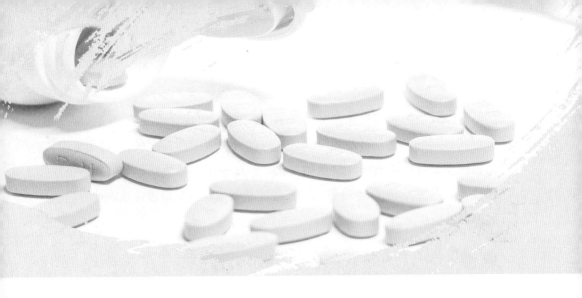

第一章　胃肠疾病及相关用药知识

■ 什么是慢性胃炎？慢性胃炎有什么症状？

慢性胃炎是一种常见的消化道疾病，是一种由不同病因引起的慢性胃黏膜炎性疾病。部分患者在后期可出现胃黏膜固有层腺体萎缩、化生，继而出现上皮内瘤变，这些病变与胃癌的发生密切相关。慢性胃炎可分为慢性浅表性胃炎（非萎缩性胃炎）和慢性萎缩性胃炎两大类。该病的治疗方式主要为药物治疗，部分患者可选择进行手术治疗。

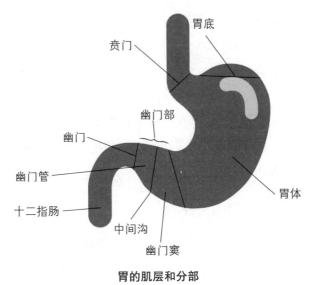

胃的肌层和分部

慢性胃炎的典型症状是上腹部不适，一般会出现食欲缺乏、反酸、嗳气等症状，可伴有乏力、神情淡漠、舌炎等，部分患者无明显症状，少数患者会因慢性萎缩性胃炎而出现贫血的症状。临床分型包括慢性非萎缩性胃炎、慢性萎缩性胃炎、肥厚性胃炎，其中，慢性非萎缩性胃炎即慢性浅表性胃炎，肥厚性胃炎少见。

■ 确诊慢性胃炎需要做哪些检查？

幽门螺杆菌（Hp）检测

检测患者有无幽门螺杆菌感染的常用方法为碳13或碳14呼气试验。其他侵入性检测方法有快速尿素酶试验、胃黏膜组织切片染色镜检等。

胃镜检查

胃镜检查为胃炎的确诊方法，可直接观察到胃黏膜的状况。必要时可通过胃镜取病理活检进行进一步检查。

影像学检查

影像学检查包括X线钡餐造影、立位腹部X线片、腹部CT等，有助于判断胃部有无穿孔、肿瘤等问题。

实验室检查

实验室检查包括血常规、血清胃泌素浓度、血清维生素B_{12}浓度、血清抗胃壁细胞抗体等。其中血清维生素B_{12}浓度、血清抗胃壁细胞抗体有助于诊断自身免疫性胃炎。

■ 慢性胃炎需要手术治疗吗？

当慢性萎缩性胃炎伴重症异型增生时，可考虑内镜下治疗或手术治疗，可以在胃镜下行黏膜下剥离术或黏膜切除术。上述方法为微创治疗方法，在胃镜下将病变逐渐切除,一般手术时间为1~2小时,对患者的身体造成的损害小,但术中及术后有出血、穿孔等风险,需要密切监测。

■ 治疗慢性胃炎的药物有哪些?

治疗慢性胃炎的药物有以下几类。

1 抑制胃酸的药物:如质子泵抑制剂、H_2受体拮抗剂、碱性抗酸药。

2 保护胃黏膜的药物:如米索前列醇、枸橼酸铋钾。

3 促进胃动力的药物:如多潘立酮片、莫沙必利。

4 根除幽门螺杆菌的药物。三联疗法:1种质子泵抑制剂/胶体铋剂+2种抗生素。四联疗法:1种质子泵抑制剂+2种抗生素+胶体铋剂。

■ 不同的胃药应该在什么时间服用?

胃药的服用时间有讲究。部分患者弄不清胃药是否空腹吃效果才好,还有些患者服用过多种胃药,效果都不理想。下面我们就来说一说常用胃药的种类、效果及服用时间。

胃黏膜保护药

常用药:铝碳酸镁。

胃黏膜保护药可直接在胃黏膜上形成一层保护膜,发挥屏障作用,从而阻止胃酸、酶对溃疡的侵袭,避免食物与胃壁接触。

这类药物建议在餐前0.5~1小时服用,也可在餐后服用。

胃动力药

常用药:多潘立酮片、西沙必利、莫沙比利。

这类胃药的作用主要是促进胃肠道蠕动,加速食物在胃中的排空速度。

服药30分钟后达到高峰,对反酸、嗳气和胃胀等症状有较好的疗效。这类药物应在餐前15～30分钟服用。

抑酸药

常用药:奥美拉唑、雷贝拉唑、泮托拉唑。

抑酸药主要作用于胃的泌酸细胞,从而抑制胃酸分泌。虽然此类药物起效不如抗酸药快速,但是作用时间长、不良反应少、疗效明显,是目前治疗胃病的主要药物。

拉唑类药物容易受到胃内食物的干扰,所以应在餐前空腹状态下服用,从而得到最佳疗效。

抗酸药

常用药:碳酸氢钠。

抗酸药通过中和胃酸,保护胃黏膜,缓解因胃酸过多而引起的胃痛、反酸。在餐后1～1.5小时,胃内较空,胃酸分泌达到高峰,抗酸药可较好地发挥作用。

碳酸氢钠推荐在餐后1~1.5小时或胃痛时服用。

抗幽门螺杆菌药

治疗幽门螺杆菌常用的联合用药方案是质子泵抑制剂(如奥美拉唑)加用1～2种抗菌药,如克拉霉素、阿莫西林、甲硝唑等。

服用此类药物时,要配合抗生素的使用时间。例如,甲硝唑应在餐后服用,以避免出现胃肠刺激的症状;胃内食物会延缓克拉霉素的吸收,因此在餐前空腹服用该药物效果最佳;而阿莫西林不受胃内食物影响,服用时间无限制。

质子泵抑制剂的吸收多受到胃内食物的干扰,因此,在晨起或睡前空腹状态下服用效果最佳。

消化酶制剂

常用药:胰酶肠溶胶囊。

建议在进餐时或餐后服用,并且不宜与酸性药物同服。

■ 慢性胃炎患者饮食方面应该注意什么?

慢性胃炎饮食"三宜"

▶▶ 宜采用蒸、煮、烩、焖、炖、氽等烹饪方法,使食物细软、易于消化。

▶▶ 宜选择食用新鲜的蔬菜和水果,以促进铁的吸收。

▶▶ 宜食用米汤、马铃薯和乳品等食物,有助于修复胃黏膜。

慢性胃炎饮食"三忌"

▶▶ 忌辛辣、刺激性食物。辛辣、刺激性食物对胃黏膜的刺激性较大,会引发胃部不适。

▶▶ 忌酒精(乙醇)。长期饮酒可损伤胃黏膜。

▶▶ 忌饮食不规律。暴饮暴食或长期饥饿,都会导致慢性胃炎的复发。

■ 什么是胃食管反流病? 胃食管反流病该如何确诊?

在日常生活中,当经常出现胃反酸或饱餐后上腹部有烧灼感时,很多患者都认为这只是胃部偶尔不适,并不在意。其实,这很可能是胃食管反流病发出的信号。

胃食管反流病的发病原因简单来说就是"阀门"失灵。这个"阀门"是指食管下括约肌,它能够阻碍胃酸向上反流。食管下括约肌功能失调后,胃酸及胃内容物就会反流至食管、鼻腔中,引起各种身体不适。准确地说,该病属于一种食管疾病,是由多种因素造成的消化道动力障碍性疾病。年龄、性别、吸烟、体重指数增加、过度饮酒、服用非甾体抗炎药和抗胆碱能药物、体力劳动、社会因素、心身疾病及有家族病史等,都是引发胃食管反流病的高危因素。

胃食管反流病的典型症状为胃灼热和反酸：胃灼热主要是指胸骨后有烧灼感，上腹不适；反酸则是有胃内容物向咽部或口腔流动的感觉。胃食管反流病也可引起咽喉、气管等食管以外的组织损

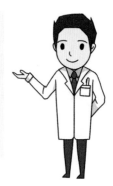

你有这些情况吗？
• 胃灼热
• 反酸
• 胸痛
• 咽喉症状
• 咳嗽、哮喘
• 上腹部烧灼样疼痛

伤，引发咳嗽、气喘、咽部异物感等症状。当出现胃灼热、反酸或是慢性咳嗽、支气管哮喘、咽喉疼痛时，应提高警惕，及时诊治。

■ 胃食管反流病该如何治疗？

基础治疗方法

超重和肥胖的患者应减轻体重。为了减少各种诱因引起的胃内容物反流，胃食管反流患者在睡觉时可以适当抬高床头 10~15cm，但是，抬高床头并不是垫高枕头，千万不要弄混。当头部高于胸口时，就会形成食管高、胃低的高度差，这样可以在一定程度上防止胃酸反流。睡前 3 小时禁食，戒烟、戒酒，以及减少食用对下食管括约肌力有影响的食物，如巧克力、浓茶、咖啡等。

药物治疗

《2020 年中国胃食管反流病专家共识》指出，质子泵抑制剂（PPI）或钾离子竞争性酸抑制剂（P-CAB）是治疗胃食管反流病的首选药物。PPI 的代表药物包括奥美拉唑、雷贝拉唑、兰索拉唑、泮托拉唑等。P-CAB 的代表药物为伏诺拉生。

伏诺拉生与质子泵抑制剂相比具有以下优点：

▶▶ 服用方便，无须餐前服用。质子泵抑制剂中的拉唑类药物需要在餐前 30 分钟或 1 小时服用。

▶▶ 作用持久,可24小时长效抑酸,缓解夜间反酸症状。

▶▶ 药物与食物的相互作用少,其活性不依赖于进食,药物之间的相互作用也较少。

除此以外,患者的自我管理也很重要,包括控制体重、戒烟、调整饮食结构、改善生活方式等。

■ 哪些人群容易发生便秘? 患便秘的原因有哪些?

每个人的排便习惯都不同,并非每日排便1次才算正常,有些人每日排便超过1次,有些人2～3天才排便1次,均为正常频率。但如果粪便过硬,排便有困难,就属于便秘。

老年人肠道蠕动较慢,因此容易发生便秘。饮水不足、食物中缺乏纤维素会使得粪便过硬;一些药物,如止痛药、钙片、降压药、抗帕金森药物也会导致便秘;一些慢性病,如糖尿病、甲状腺素水平过低或心理因素(如卫生间环境较差、情绪低落等)也会引起便秘。

■ 常见通便药的种类有哪些? 如何使用?

常见通便药的种类有膨胀性通便药、渗透性通便药、刺激性通便药等。

膨胀性通便药

若膳食纤维摄入不足,则可以考虑使用膨胀性通便药。此类药物会在肠道中吸收水分而膨胀,从而刺激肠道。

膨胀性通便药的主要成分是纤维粉。服用此类药物时应同时饮用大量的水或其他液体,有助于避免粪便嵌塞;药物需要用冷水或温水冲开,不能使用热水,因为热水会使纤维粉迅速膨胀而难以服食。

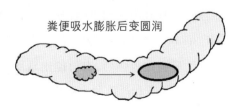

粪便吸水膨胀后变圆润

膨胀性通便药不应在睡前服用。年老或虚弱的患者，以及肠道狭窄或运动力减退的患者应谨慎使用。同时应避免用于吞咽困难、肠阻塞和粪便嵌塞的患者。使用此类药物1~4天后可见效。

渗透性通便药

若粪便过硬，则可以使用渗透性通便药，通过增加粪便的水分，解决排便困难。

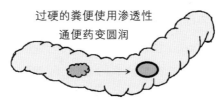

过硬的粪便使用渗透性
通便药变圆润

常见的渗透性通便药有乳果糖、盐水泻药、聚乙二醇等。服用这类药物时需要多补充水分以免脱水。应避免对粪便嵌塞患者、半乳糖血症患者使用乳果糖；避免对肾病患者、心力衰竭患者、肝功能不全患者使用盐水泻药；避免对患有严重克罗恩病和溃疡性结肠炎等肠道疾病的患者使用聚乙二醇。使用渗透性通便药1~2天后可见效。

刺激性通便药

刺激性通便口服药有比沙可啶、番泻叶等，可以直接刺激肠道蠕动，8小时后就可发生效用，所以此类药物通常于夜间睡前服用。

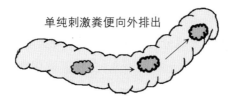

单纯刺激粪便向外排出

通便药除口服药以外，还有肛门塞剂，如甘油条和比沙可啶。此类药物经肛门吸收后起效迅速，30~60分钟即可引起排便。灌肠剂更加快捷，只需5分钟即可起效，但使用者反应会比较强烈，有可能出现肠道绞痛。刺激性通便应避免用于肠道阻塞、急性肠炎和严重脱水的患者。

■ 如何获取通便药? 在使用通便药时有什么注意事项?

大部分通便药可在药店买到,在购买前可先咨询医生、药师。通便药应谨慎使用;过量使用通便药会导致脱水和电解质失衡;长期使用会导致药物依赖性和肠道功能下降;若通便药短期使用无效,应咨询医生;在使用通便药预防和处理便秘之前,应首先考虑非药物治疗方法;建议定期排便,保持健康的排便习惯,不要忽视需要排便的自然反应。

■ 如何缓解妊娠期胃部不适?

妊娠是一件很辛苦的事情。大部分孕妇会在妊娠6~12周时出现妊娠呕吐的症状,妊娠3个月后症状会逐渐好转、消失。下面我们就来介绍一下如何缓解和治疗妊娠期出现的胃部不适症状。

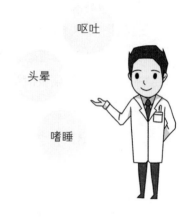

临床研究发现,女性妊娠后,其体内的人绒毛膜促性腺激素水平升高,易导致恶心、呕吐。胃肠功能紊乱、胃酸分泌减少导致胃排空时间延长,从而使孕妇发生剧吐。另外,此病的发生还可能与孕妇的精神状态、社会因素等有关,近几年还发现妊娠剧吐与幽门螺杆菌感染有关。60%的妊娠剧吐患者可伴发甲状腺功能亢进,患者呕吐的严重程度与游离甲状腺素显著相关。

孕妇一般在妊娠6周左右出现恶心、呕吐、厌恶油腻、食欲缺乏等症状,可伴有情绪改变、嗜睡、头晕等不适症状。轻度呕吐患者一般不需要特殊治疗,妊娠12周后症状多可自行缓解。严重呕吐者应卧床休息,并根据情况进行补充水电解质等对症支持治疗。可服用一些止吐药物,如维生素 B_6、甲氧氯普胺、昂丹司琼、异丙嗪等,但需权衡妊娠利弊。

妊娠呕吐患者可从日常生活作息等方面进行调节,饮食宜清淡、易消化,避免食用油炸、生冷、厚味及辛辣动火之品。进食可不拘于时,少食多餐,避免过饱伤胃。饮食需以营养均衡丰富、易于消化吸收为原则,在兼顾患者口味喜好的同时避免食物刺激,以免加重患者的病情,宜将鱼、蛋、奶等食物作为主要的蛋白质摄入源,保证孕妇的营养供给。以小米粥、大米粥等易消化食物为主食,可防止肠胃消化不良。避免辛辣食物、油腻食物、碳酸饮料等易产生呃逆的食物或饮品。饮食不宜过饱,以少食多餐为宜。避免高糖、高盐饮食,以免发生羊水过多、巨大儿等压迫孕妇胃肠引起呃逆的情况。

■ 小儿轮状病毒是什么?

轮状病毒性肠炎是由感染A组轮状病毒所致的急性消化道传染病,该病以婴幼儿为高发群体,发病高峰多在秋季,故又称"婴幼儿秋季腹泻"。

该病的主要表现为泻水样便,每天5～10次,伴呕吐及发热,自然病程为7～10天,常伴上呼吸道感染症状。重症患儿可出现脱水、电解质紊乱及代谢性酸中毒等症状,需及时诊治。

传播途径是经粪-口传播,也可通过气溶胶经呼吸道感染而致病。

■ 小儿轮状病毒性肠炎的治疗药物有哪些?

止泻剂

蒙脱石散对机体的胃肠道黏膜有保护作用,可以有效消解黏着于肠道内的病毒和细菌等,能够促进受损胃肠黏膜的修复和再生,几乎无不良反应。

消旋卡多曲是治疗腹泻的新型药,其药理作用在于抑制肠道内水电解质的大量分泌,增强水钠的再吸收功能,从而消除患儿的水样腹泻症状,不良反应少。

益生菌

益生菌可恢复肠道正常菌群,重建肠道天然生物屏障。在使用益生菌时,为保证疗效,需注意此类药物应冷藏,服用时应使用不超过40℃的温水口服,温度过高会导致活菌失去活性。常见药物有双歧杆菌乳杆菌三联活菌片(金双歧)、枯草杆菌二联活菌颗粒(妈咪爱)等。

补液

轻至中度脱水而无明显周围循环障碍者可口服补液。对于中度以上脱水、吐泻严重或腹胀的患儿可采用静脉补液。

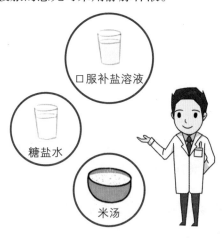

口服补盐溶液

糖盐水

米汤

■ 小儿轮状病毒性肠炎是否需要用抗菌药和抗病毒药治疗？使用中药能否起作用？

轮状病毒性肠炎患儿滥用抗菌药会导致肠道菌群紊乱、致病菌易于侵袭，加重腹泻症状。而抗病毒药物利巴韦林等会导致婴幼儿白细胞减少等一系列不良反应，因此不主张对其使用抗菌药和抗病毒药。

中药汤剂刺激性强，易加重呕吐。中药肚脐贴效果较好，并且无不良反应。

■ 儿童服用助消化药胰酶有哪些注意事项？

生活中常见的儿童助消化药有健胃消食片、山楂丸等，本节中将介绍另一种助消化药——胰酶制剂。其常见的剂型有胰酶肠溶片(胶囊)，常用于治疗消化不良、胰腺疾病引起的消化障碍，也可作为各种原因引起的胰腺分泌功能不足的替代疗法。

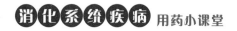

什么时间服用胰酶肠溶片(胶囊)效果更好?

胰酶肠溶片(胶囊)应于餐前或进餐时服用,一般情况应是在餐前30分钟时服用,以便于更好地促进胃肠道的消化;同时,在随餐服用时应尽快咽下药片,以减少对口腔刺激的可能性。

儿童在服用胰酶肠溶片(胶囊)的时候可以用鸡汤或绿豆汤送服吗?

不可以。胰酶在中性或弱碱性条件下活性较强,因此制成肠溶片或肠溶胶囊剂比普通胰酶疗效好。pH值<5.5的酸性食物,如鸡汤、小牛肉、绿豆汤等,可使胰酶肠溶片(胶囊)的肠溶包衣在胃内溶解,使胰酶提前释放,所以用药期间不宜食用这些酸性食物。

儿童在服用胰酶肠溶片(胶囊)时可以嚼碎服用吗?

不可以。首先,胰酶肠溶片(胶囊)需要整片吞服,弄碎会使胰酶提前释放,达不到药物肠溶的目的,影响药物的吸收。如果不方便服用,建议在医生的指导下更换药物。其次,嚼碎服用会使药粉残留于口腔内,导致严重的口腔溃疡。

哪些儿童禁止使用胰酶制剂?

对胰酶或猪肉蛋白有超敏反应的儿童禁止使用胰酶制剂,同时,胰酶制剂也禁用于急性胰腺炎及慢性胰腺炎活动期急性发作的儿童患者。

■ 不同疾病状况下儿童益生菌如何选择?

1857年,法国微生物学家路易斯·巴斯德首次发现乳酸菌。1908年,俄国科学家梅契尼科夫正式提出了"益生菌使人长寿"的理论。在随后的100多年中,对于益生菌的研究越来越受到关注。

益生菌对于儿童急性腹泻、慢性腹泻、乳糖不耐受、新生儿黄疸及婴幼儿湿疹等都具有良好的疗效。

儿童急性腹泻

对于儿童急性腹泻,在预防和治疗脱水、使用药物等常规治疗下,同时使用益生菌可以缩短儿童的腹泻病程,缩短住院时间。推荐使用双歧杆菌三联活菌、双歧杆菌四联活菌、枯草杆菌二联活菌。

慢性腹泻

慢性腹泻应采取常规药物治疗,同时使用益生菌可以减轻症状、缩短病程。推荐使用布拉酵母菌散、双歧杆菌三联活菌、双歧杆菌四联活菌。

乳糖不耐受

益生菌可辅助治疗婴幼儿乳糖不耐受。推荐使用双歧杆菌乳杆菌三联活菌。

新生儿黄疸

对于新生儿黄疸,在综合治疗的基础上,辅助使用益生菌可加速降低胆红素浓度,缩短黄疸的持续时间。推荐使用枯草杆菌二联活菌、双歧杆菌三联活菌。

婴幼儿湿疹

对于婴幼儿湿疹,将补充益生菌作为辅助治疗,能够明显改善湿疹,提高疗效,并且降低复发率。推荐使用双歧杆菌乳杆菌三联活菌、双歧杆菌四联活菌。

■ 何为消化性溃疡? 常见用药有哪些?

消化性溃疡(PU)指在各种致病因子的作用下,黏膜发生炎性反应与坏死、脱落而形成的溃疡,病变深达黏膜肌层,常发生于与胃酸分泌相关的消化道黏膜,如食管、胃或十二指肠,或胃空肠吻合口附近,或含有胃黏膜的麦克尔憩室内,其中以胃、十二指肠溃疡最常见。

常见的用于治疗消化性溃疡的药物有促进溃疡愈合的药物(如抗酸剂、抑酸剂、胃黏膜保护剂)、对症治疗的药物(如解痉药、促进胃动力药物、胆汁结合剂)、抗幽门螺杆菌治疗的药物等。

■ 胃溃疡的病因是什么? 如何进行药物治疗?

胃溃疡的病因

▶▶ 幽门螺杆菌感染。

▶▶ 药物及饮食因素:阿司匹林、皮质类固醇等药物,长期吸烟,长期饮酒和饮用浓茶、咖啡。

▶▶ 胃酸和胃蛋白酶分泌异常。

▶▶ 应激精神因素。

▶▶ 遗传因素。

▶▶ 胃运动异常。

▶▶ 其他因素,如病毒感染。

药物治疗

▶▶ 抑制胃酸分泌药:常用的奥美拉唑、兰索拉唑等,是胃溃疡的首选用药。

▶▶ 黏膜保护剂:与抑酸药联用可降低溃疡的复发率。

▶▶ 促胃肠动力药:促进胃肠排空,缓解症状。

▶▶ 治疗幽门螺杆菌阳性的药物:抗生素、质子泵抑制剂与铋剂组合的三联或者四联疗法。

■ 十二指肠溃疡抑酸用药需要注意什么?

目前常用的抑酸药有两种,分别为质子泵抑制剂(PPI)和 H_2 受体拮抗剂。

质子泵抑制剂

常用的质子泵抑制剂有奥美拉唑、兰索拉唑、泮托拉唑、雷贝拉唑等。质子泵抑制剂只有在食物刺激胃壁细胞,使其处于活性状态时,才能最大限度地发挥抑酸作用。此类药物多为肠溶片,因此一般在餐前60分钟服用,即餐前用药。

H_2受体拮抗剂

H_2受体拮抗剂的抑酸作用较质子泵抑制剂弱,能影响基础胃酸分泌,常用的品种有雷尼替丁、法莫替丁、西咪替丁等。此类药物常在饭后和睡前服用。

■ 消化性溃疡复发如何预防与调养?

消化性溃疡的复发是综合因素造成的,如季节因素、饮食因素、精神因素、情绪因素、环境因素、体质因素、药物因素,以及一些未知因素,都可导致消化性溃疡复发,因此,避免这些负面因素对于预防消化性溃疡的复发具有重要意义。做到以下几点对此病的预防与调养有重要帮助。

1 按时规律进餐,避免进食过饱,避免睡前进食,戒烟酒,避免大量饮用浓茶或咖啡,戒辛辣、刺激性食物。

2 避免过度劳累,避免精神紧张。

3 慎用对胃黏膜有损害的药物,如对乙酰氨基酚、布洛芬等止痛药(非甾体抗炎药),泼尼松、甲泼尼龙等激素,利舍平等。

4 幽门螺杆菌为消化性溃疡重要的发病原因和复发因素之一,因此对于消化性溃疡幽门螺杆菌阳性者,无论溃疡是活动期还是静止期,都应进行根除幽门螺杆菌的治疗。

■ 哪些药物易引起消化性溃疡?

服用以下几种药物有引起消化性溃疡的风险。

1 长期大量使用非甾体抗炎药,如阿司匹林、布洛芬。服用阿司匹林后,前列腺素合成减少,而在人体中,前列腺素可以促进胃细胞分泌保护胃黏膜的黏液。胃黏膜黏液分泌减少,对胃黏膜的保护作用随之降低,这是造成消化性溃疡的一个重要原因。

2 长期服用激素类药物,如肾上腺皮质激素、地塞米松,可以促进胃酸、胃蛋白酶的分泌,抑制胃黏液的分泌,降低胃肠黏膜的抵抗力,诱发溃疡。

3 降压药中的利舍平,能够起到促进胃酸分泌的作用,引发溃疡。

■ 服用溃疡性结肠炎的常用药物需要注意什么?

服用溃疡性结肠炎的常用药物有以下注意事项。

美沙拉嗪

用药期间,需要注意监测患者的白细胞水平。对水杨酸过敏的患者、妊娠期及哺乳期女性应禁止使用。

泼尼松

泼尼松属于肾上腺皮质激素类药物,具有抗炎作用,药物的相互作用较多,需要在医生或药师的指导下服用,切勿擅自停药。

肿瘤坏死因子(TNF)药物

▶▶ **英夫利昔单抗**

本药应静脉滴注给药,首次给予5mg/kg,首次给药后的第2、6周及之后每8周给予相同剂量各1次。

▶▶ 阿达木单抗

本药为皮下注射给药,应在大腿前部或下腹部注射,注意每次注射时应选择不同部位,避免在疼痛、有瘀斑或有瘢痕的皮肤区域注射。

▶▶ 维得利珠单抗

本药为静脉输注给药,建议剂量为300mg,在首次给药后的第2、6周及之后的每8周给予相同剂量各1次。如果第14周仍未观察到治疗获益,则应停止治疗。

■ 质子泵抑制剂类药物应如何服用?

常用质子泵抑制剂类药物的用法用量、服用时间和注意事项见表1。

表1 常用质子泵抑制剂类药物的用法用量、服用时间和注意事项

药物	用法用量	服药时间	注意事项
奥美拉唑	每次20mg,每日1~2次 每次40mg,每日1次	早餐前1小时和(或)晚餐前1小时	不能咀嚼或压碎,应整片吞服;胶囊剂不能倒出内容物后口服;艾司奥美拉唑可根据说明书将片剂溶于半杯不含碳酸盐的水中(不应使用其他液体,因肠溶包衣可能被溶解),搅拌,直至片剂完全崩解,即刻或在30分钟内服用
兰索拉唑	每次15mg,每日1次 每次30mg,每日1次		
泮托拉唑	每次40mg,每日1~2次		
雷贝拉唑	每次10mg,每日1次 每次20mg,每日1次		
艾司奥美拉唑	每次20mg,每日1~2次 每次40mg,每日1次		
艾普拉唑	每次5mg,每日1次 每次10mg,每日1次		

■ 拉唑类药物为什么不能长期服用?

长期服用拉唑类药物主要有以下几个方面的不良反应。

1 影响肝肾功能:拉唑类药物通过肝、肾代谢,长期服用可引起转氨酶升高,出现药物性肝损伤,有50%的患者肾功能下降,甚至患上肾炎。

2 引起骨质疏松:长期服用会减少钙的吸收,导致缺钙,增加骨折风险。

3 引起贫血:抑制胃酸会影响铁剂、叶酸、维生素B_{12}的吸收,引起缺铁性贫血及巨幼红细胞贫血。

4 引起萎缩性胃炎:胃酸具有消化作用,长期抑制胃酸会引起局部胃黏膜萎缩,导致萎缩性胃炎。

5 增加感染风险:胃酸减少会增加艰难梭菌的感染率,增加肠道感染、腹膜炎、肺炎风险。

6 影响神经系统:长期服用会导致头晕、嗜睡、失眠、抑郁等症状。

7 影响其他药物:长期服用会影响抗血小板药物,如阿司匹林、氯吡格雷的药理作用,增加患者心血管疾病的发病风险。

所以,拉唑类药物不可长期服用,要遵医嘱服用。

■ 消化系统药物不能与哪些药物合用?

奥美拉唑

在服用奥美拉唑期间,尽量避免服用氯吡格雷,因为奥美拉唑可导致氯吡格雷药效降低;也应尽量避免与地西泮、华法林、苯妥英钠同服,因为奥美拉唑会使这3种药物在体内的代谢减缓,药效增加。如果需要长期服用埃索美拉唑、奥美拉唑、雷贝拉唑、泮托拉唑、兰索拉唑等药物,建议同时服用枸橼酸钙进行补钙,也可以适当补充维生素C和维生素B_{12},以降低感染风险,避免口干和便秘。

硫糖铝片、硫糖铝混悬液

硫糖铝片、硫糖铝混悬液等含铝药物可影响地高辛、华法林、雷尼替丁等药物的吸收,联用时应间隔2小时服用。铝可影响食物中磷、铁、钙的吸收,勿与含此类元素的食物同服。

枸橼酸铋钾、胶体果胶铋

这两种药物应避免与牛奶同服。服用期间偶见黑便,停药即恢复正常。

■ 幽门螺杆菌有什么危害? 传播途径有哪些?

幽门螺杆菌能导致消化性溃疡,并且反复发作,严重时炎症可能发展为胃癌。

幽门螺杆菌主要通过口–口、粪–口和水源途径传播。幽门螺杆菌通常由家庭成员传播,成员之间的菌株可以完全相同或经变异后相似,但感染的个体出现菌株来源不同的情况提示也存在外源性感染的现象(表2)。

表2 幽门螺杆菌的常见传播途径和预防措施

传播方式	传播途径	预防措施
口–口传播	咀嚼食物喂食,湿吻;食用受污染的肉、牛奶、蔬菜等食物,饮用受污染的水;卫生习惯差等	避免食用同一盘食物,推荐分餐制,使用公筷、公勺等,食用健康且安全的食物,避免咀嚼喂食婴幼儿
共用器具传播	共用食品容器或牙科设备等	清洁食品容器,并使用安全的牙科设备
粪–口传播	食用被排泄物污染的食物,饮用受污染的水及井水等未经处理的水	仅食用卫生、安全的食物,饮用卫生、安全的水
医源性污染传播	与幽门螺杆菌感染者或其污染的器具密切接触,使用未彻底消毒的医疗设备等	避免与幽门螺杆菌感染者和可疑器具密切接触,对医用设备进行彻底消毒

■ 幽门螺杆菌的检测方法有哪些? 检测前的注意事项是什么?

幽门螺杆菌的检测方法包括以下几种。

▶▶ **血清学测试**

现在医院极少使用此方法,因为患者在治愈之后,血液中的幽门螺杆菌抗体仍会存在1~2年,很有可能出现假阳性。

▶▶ **胃镜及胃黏膜活检**

胃镜及胃黏膜活检是一种侵入性检测方式,小病灶区域容易漏检。

▶▶ **碳13和碳14尿素呼气试验**

该方法敏感性和特异性高,使用此种检测方法时,需要服用相应的标志物。碳13尿素呼气试验检测幽门螺杆菌较碳14更为安全、可靠。

检测前一个月应停用以下药物:抗菌药物(即俗称的"消炎药",包括小檗碱等)、铋剂、某些具有抗菌作用的中药(如板蓝根冲剂、蒲地蓝消炎片、清胃黄连丸等)。

应在检测前至少半个月时停用质子泵抑制剂,如雷贝拉唑、艾司奥美拉唑、泮托拉唑、兰索拉唑等。

■ 幽门螺杆菌感染者饮食起居的注意事项有哪些?

幽门螺杆菌感染者的日常饮食需定时定量,保证营养丰富。食物应软烂、易消化,吃饭应少量多餐、细嚼慢咽,忌过饱。忌烟、酒,忌生冷辛辣、油炸刺激、甜腻食物,忌烟熏、腌制食物,少饮用咖啡。多食用豆制品,多饮茶。

防止"口-口"传播

▶▶ 不食用不洁食物,饭前便后洗手。

▶▶ 提倡家庭内采用公筷制、分餐制,食具消毒。

▶▶ 严禁家长嘴对嘴亲吻孩子,或把食物嚼碎后喂给孩子。

▶▶ 建议家庭中的其他成员同时接受治疗。

■ 哪些人群检测出幽门螺杆菌阳性应该开始治疗?

罹患消化性溃疡、胃黏膜相关淋巴组织瘤的患者,应立即接受幽门螺杆菌感染根除治疗;合并慢性胃炎伴消化不良症状,慢性胃炎伴胃黏膜萎缩、糜烂,早期胃肿瘤切除史,质子泵抑制剂长期用药史,胃癌家族史,计划长期服用阿司匹林的患者,也建议接受幽门螺杆菌感染根除治疗。

病例1　幽门螺杆菌可以根治吗? 还会再感染吗?

患者:我最近检测出了幽门螺杆菌感染,医生开了4种药,让我服用2周。我想问一下,吃完2周的药我就能彻底治愈吗? 以后还会感染吗?

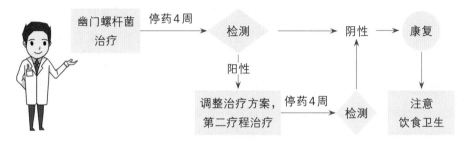

药师:医生采用的是"含铋剂的四联疗法",这一用药方案对幽门螺杆菌的根治率为85%~94%,也就是说,多数患者都能被根治,但是少部分患者在治疗后,体内仍有细菌存活。因此,要在停药后的第4周到医院进行复查。在停药后,如果体内有残余细菌,它们是处于被抑制状态的,也就是说,如果停药后立刻检测,可能出现"假阴性"结果。"拉唑类"药物使用后应停药至少2周,抗菌药、铋剂及其他具有抗菌活性的中药使用后应停药至少4周,才能进行复查。如果检测结果呈阳性,则说明幽门螺杆菌未能根除,这时,医生会更换其他抗菌药物,进行为期2周的补救治疗,停药4周后再次进行检测。经过两个疗程的治疗,绝大部分患者都可以康复。但是,这并不代表以后不会再感染。因为幽门螺旋杆菌是被药物杀灭的,并不是被患者自身的免疫功能杀灭,虽然这次得到治愈,但是未来仍然有被感染的可能性。因此,必须在日常生活中注意饮食卫生,食用干净、做熟的食物,与他人一起进餐时,采用分餐制或使用公筷,这样,再次感染幽门螺杆菌的概率就会明显下降了。

病例2　幽门螺杆菌治疗引起腹泻怎么处理?

患者:我前段时间检测出感染了幽门螺杆菌,医生让我服用4种药,为期2周。我服用了1周后,突然出现腹泻症状,我还能继续服药吗? 需要服用止泻药吗?

药师:出现腹泻的情况,有可能是由所服用的药物引起的。在服用的4种药物(四联疗法)中,有两种是抗菌药物,是专门杀灭幽门螺杆菌的,但对肠道内一些有益的细菌也有影响,导致肠道菌群失调,从而引起抗菌药相关性腹泻。严重的时候,还可能出现艰难梭菌感染,引起假膜性小肠结肠炎。另外,四联疗法中的"拉唑类"药物会使胃酸分泌减少,使胃酸的杀菌作用下降,让一些有害菌得以繁殖,加剧胃肠功能紊乱。建议一方面注意调整生活方式,避免着凉和食用生冷、刺激的食物;另一方面可以饮用酸奶,补充肠道内的益生菌,必要时加用一些调节肠道菌群的益生菌类药物,药物需要由医生根据个体化情况来进行选择。无论是酸奶,还是益生菌药物,均建议与抗菌药物错开时间服用,建议间隔3小时以上。目前,四联疗法中的抗菌药物多为每日2次,例如,如果早上8点和晚上6点服用抗菌药,那么服用益生菌药物的时间就可以安排在上午11点、下午3点或晚上9点,具体时间需要根据整体治疗方案,以及有无再联合其他药物等多种因素共同决定。

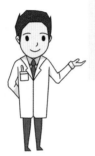

药物相关性腹泻
❌ 着凉和食用生冷、刺激的食物
✅ 饮用酸奶或加用调节肠道菌群的药物
❗ 益生菌与抗菌药物要间隔服用

■ 儿童感染了幽门螺杆菌应该怎么办?

哪些儿童需要检测幽门螺杆菌

与成人相比,儿童因感染幽门螺杆菌而发生消化性溃疡、萎缩性胃炎和胃癌等严重疾病的风险较低,因此不推荐对14岁以下儿童常规检测幽门螺杆菌。存在以下情况时,可行幽门螺杆菌检测:

▶▶ 消化性溃疡。

▶▶ 胃黏膜相关淋巴组织淋巴瘤。

▶▶ 慢性胃炎。

▶▶ 一级亲属中有胃癌患者。

▶▶ 原因不明的难治性缺铁性贫血。

▶▶ 计划长期服用非甾体抗炎药(包括低剂量阿司匹林)。

儿童幽门螺杆菌检测方法

儿童检测幽门螺杆菌的方法同成人无特殊区别,包括侵入性和非侵入性两类。

侵入性方法依赖于胃镜检查及胃黏膜组织活检,包括快速尿素酶试验(RUT)、胃黏膜组织切片染色和胃黏膜幽门螺杆菌培养、核酸检测等。

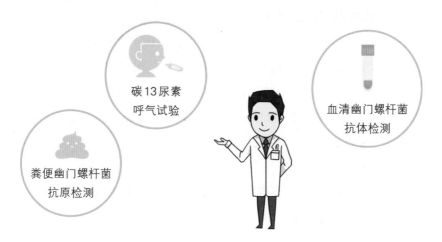

碳13尿素
呼气试验

血清幽门螺杆菌
抗体检测

粪便幽门螺杆菌
抗原检测

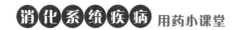

非侵入性方法包括尿素呼气试验（UBT）、粪便幽门螺杆菌抗原检测（SAT）和血清幽门螺杆菌抗体检测等。

除了血清抗体检查，其他检查前均需停用质子泵抑制剂2周，停用抗生素和铋剂4周。

儿童幽门螺杆菌感染根除治疗的适应证

若儿童存在消化性溃疡、胃黏膜相关淋巴组织淋巴瘤（胃MALT淋巴瘤），则必须进行幽门螺杆菌的根除治疗。存在以下情况时，可考虑根除治疗。

- 慢性胃炎。
- 胃癌家族史。
- 原因不明的难治性缺铁性贫血。
- 计划长期服用非甾体抗炎药（包括低剂量阿司匹林）。
- 监护人、年长儿童强烈要求治疗。

儿童幽门螺杆菌感染的根除治疗

相较于成人，儿童幽门螺杆菌根除治疗的不利因素较多，包括抗菌药物选择余地小（仅推荐阿莫西林、克拉霉素和甲硝唑）和对药物的不良反应耐受性低，因此，应针对儿童的自身特点制订个体化治疗方案。目前针对儿童幽门螺杆菌感染的根除治疗方案推荐如下：

▶▶ 一线方案（首选方案）

克拉霉素耐药率较低（<20%）的地区可应用质子泵抑制剂+克拉霉素+阿莫西林，疗程为10天或14天；若患儿对青霉素过敏，则换用甲硝唑或替硝唑。克拉霉素耐药率较高（>20%）的地区可应用含铋剂的三联疗法（阿莫西林+甲硝唑+枸橼酸铋钾剂）及序贯疗法（前5天应用质子泵抑制剂+阿莫西林，后5天应用质子泵抑制剂+克拉霉素+甲硝唑）。

▶▶ 二线方案

对于一线方案失败者，可应用质子泵抑制剂+阿莫西林+甲硝唑（或替硝唑）+枸橼酸铋钾剂或伴同疗法（质子泵抑制剂+克拉霉素+阿莫西林+甲硝唑），疗程为10天或14天。

此外，应在根除治疗结束至少4周后进行复查（即使患儿症状消失），首选碳13尿素呼气试验。

儿童幽门螺杆菌感染导致慢性胃炎、消化性溃疡等疾病的风险较低，如果患儿符合上述幽门螺杆菌根除适应证，在医生的指导下进行规范化和个体化治疗可以最大限度降低幽门螺杆菌给患儿带来的损伤。

■ 根除治疗幽门螺杆菌的药物有哪些？

根除幽门螺杆菌通常采用四联疗法，需要三大类药物，如表3所示。第一类为抗菌药，包括阿莫西林、克拉霉素、左氧氟沙星、呋喃唑酮、四环素、甲硝唑，需要将两种抗菌药联合使用。第二类为抑制胃酸分泌药，包括奥美拉唑、艾司奥美拉唑、兰索拉唑、泮托拉唑、雷贝拉唑、艾普拉唑等质子泵抑制剂。第三类为胃黏膜保护剂，即枸橼酸铋钾、果胶铋等铋剂。临床最常使用阿莫西林+克拉霉素+质子泵抑制剂+铋剂四联疗法。

表3 根除幽门螺杆菌的四联疗法

方案	抗生素1	抗生素2	抑酸药+胃黏膜保护剂
1	阿莫西林1000mg，2次/日	克拉霉素500mg，2次/日	标准剂量质子泵抑制剂（艾司奥美拉唑20mg、雷贝拉唑10mg或20mg、奥美拉唑20mg、兰索拉唑30mg、泮托拉唑40mg、艾普拉唑5mg），2次/日+标准剂量铋剂[枸橼酸铋钾220mg、果胶铋（标准剂量待定）]，2次/日
2	阿莫西林1000mg，2次/日	左氧氟沙星500mg，1次/日或200mg，2次/日	
3	阿莫西林1000mg，2次/日	呋喃唑酮100mg，2次/日	
4	四环素500mg，3次/日或4次/日	甲硝唑400mg，3次/日或4次/日	
5	四环素500mg，3次/日或4次/日	呋喃唑酮100mg，2次/日	
6	阿莫西林1000mg，2次/日	甲硝唑400mg，3次/日或4次/日	
7	阿莫西林1000mg，2次/日	四环素500mg，3次/日或4次/日	

注：参考《幽门螺杆菌感染基层诊疗指南（2019版）》。

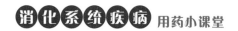

▣ 感染幽门螺杆菌如何服用相关药物？

质子泵抑制剂

质子泵抑制剂的服用方法为饭前30分钟服用1~2片，每日2次。大部分药物为"肠溶片"，不可压碎或咀嚼服用。口崩片的服用方法类似于跳跳糖的吃法，也可用水送服。用药期间不可食用葡萄柚或饮用葡萄柚汁饮料。

铋剂

服用铋剂后，口内可有氨味，舌苔、大便呈灰黑色，停药后自行消失。不能同时饮用牛奶。

抗菌药物

大部分抗菌药物的服用方法为每日2次，饭后立即服用。

▶▶ **甲硝唑、呋喃唑酮**

服用此类药物期间和服药后1周内避免饮用含乙醇的饮品，如调味剂、发酵的食醋、糖浆剂、酊剂、人参、蜂王浆等滋补强壮剂。

▶▶ **左氧氟沙星**

左氧氟沙星的服用方法为每日1次，饭后立即服用。患者在用药期间应避免阳光直射皮肤，以防光敏反应的发生。

▶▶ **克拉霉素缓释片**

克拉霉素的服用方法为每日1次，餐中服用，不要压碎或咀嚼服用。用药期间不可食用葡萄柚或饮用葡萄柚汁饮料。

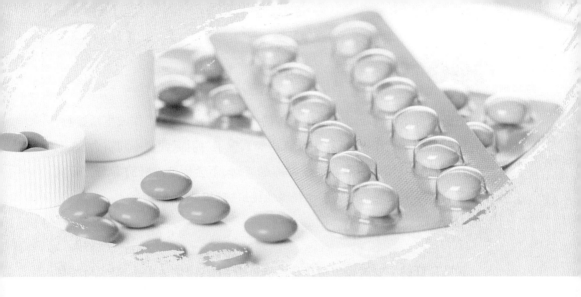

第二章 肝脏疾病及相关用药知识

■ 乙肝的主要传播途径有哪些?

乙型肝炎(简称"乙肝")病毒(HBV)经母婴、血液(包括皮肤和黏膜微小创伤)和性接触传播。在我国实施新生儿乙肝疫苗免疫规划前,乙肝病毒以母婴传播为主,多发生在围生期,通过乙肝病毒阳性母亲的血液和体液传播。母亲的乙肝病毒核酸(HBV DNA,检测乙肝病毒的重要指标)水平与新生儿感染乙肝病毒的风险密切相关:乙型肝炎 e 抗原(HBeAg)阳性、HBV DNA 高水平的母亲与其新生儿之间更易发生母婴传播。成人主要经血液和性接触传播。有注射毒品史、应用免疫抑制剂治疗的患者,既往有输血史、接受血液透析的患者,丙型肝炎(简称"丙肝")病毒(HCV)感染者、艾滋病毒(HIV)感染者、乙型肝炎表面抗原(HBsAg,简称"乙肝表面抗原")阳性者的家庭成员、有接触血液或体液职业危险的卫生保健人员和公共安全工作人员、犯罪人员,以及未接种乙肝疫苗的糖尿病患者等,均有较高的乙肝病毒感染风险。由于一直以来对献血者实施严格的乙肝表面抗原和 HBV DNA 筛查,采取安全注射措施,因此,经输血或血液制品传播已较少发生。乙肝病毒也可经破损的皮肤或黏膜传播,如修脚、文身、扎耳环孔、医务人员工作中的意外暴露、共用剃须刀和牙具等。与乙肝病毒感染者发生无防护的性接触者,其感染乙肝病毒的危险性高。

乙肝病毒不经呼吸道和消化道传播,因此,日常学习、工作或生活接触,如在同一办公室工作(包括共用计算机等)、握手、拥抱、同住一间宿舍、在同一餐厅用餐和共用厕所等无血液暴露的接触,不会传染乙肝病毒。流行病学和实验研究未发现乙肝病毒能经吸血昆虫(蚊和臭虫等)传播。

■ 如何预防乙肝?

预防乙肝的主要途径包括接种乙肝疫苗、不共用生活用品、避免母婴传播等。

接种乙肝疫苗

接种乙肝疫苗是预防乙肝最直接和最有效的方法,医院中的新生儿在出生后24小时之内都会接种乙肝疫苗,而成年后,随着时间的推移,乙肝抗体的浓度会逐渐降低,所以成年人(特别是乙肝易感人群)也需要接种乙肝疫苗。

不共用生活用品

如果共同居住者患有乙肝,生活用品(如指甲刀、餐具等)必须分开使用。如果一起使用,很容易造成感染。

避免母婴传播

乙肝具有遗传性,正处于备孕期的女性需要做全面的孕前检查,确认是否具备妊娠的条件,防止造成乙肝遗传。如果存在遗传隐患,需要积极治疗。新生儿出生后,要及时检查新生儿的健康状况,并及时为其接种乙肝疫苗。

■ 感染了乙肝需要治疗吗?

绝大多数成人感染乙肝后是可自愈的,通常不需要进行抗病毒治疗。从血液中清除可检测的乙肝表面抗原通常需要数周或数月,当进行血液学检查并发现乙肝病毒后,人体已经产生了乙肝病毒表面抗体,这种情况下不需要治疗。

而对于另一种乙肝患者,其乙肝病毒长期复制活跃,会破坏肝细胞,引起肝脏的活动性炎症反应,严重者会导致肝硬化甚至肝癌,而抗病毒药物可抑制乙肝病毒的复制,使病情保持稳定。因此,这类乙肝患者应及早进行乙肝的药物治疗。

■ 如何接种乙肝疫苗?

乙肝疫苗通过肌内注射给药。对于儿童、青少年和成人,推荐3次剂量乙肝疫苗接种,在接种第1剂至少1个月后接种第2剂,6个月后可接种第3剂,即"016方案"。在特殊情况下(如旅行期间),3次剂量的注射可以在第0、7和21天完成,在首次接种12个月后可注射第4剂。无论在何种年龄组中,当疫苗接种计划中断时,均无须重新接种。

乙肝疫苗应及早接种。新生儿乙肝疫苗应在上臂外侧三角肌或大腿前外侧中部肌内注射;儿童和成人应在上臂三角肌中部肌内注射。患重症疾病(如极低体重、严重出生缺陷、重度窒息、呼吸窘迫综合征等)的新生儿,应在生命体征平稳后,尽早接种第1针乙肝疫苗。

新生儿乙肝疫苗的接种剂量:重组酵母乙肝疫苗每针次10μg,不论母亲是否为HBsAg阳性者;重组中国仓鼠卵巢(CHO)细胞乙肝疫苗每针次10μg或20μg,母亲为HBsAg阴性者的新生儿接种10μg,母亲为HBsAg阳性者的新生儿接种20μg。

对于成人,建议接种3针20μg重组酵母乙型肝炎疫苗,或20μg重组中国仓鼠卵巢细胞乙肝疫苗。对免疫功能低下或无应答者,应增加疫苗的接种剂量(如60μg)和针次;对第0、1和6个月方案无应答者,可再接种1针60μg或3针20μg乙肝疫苗,并于第2次接种乙肝疫苗后1~2个月时检测血清乙肝病毒表面抗体,如仍无应答,可再接种1针60μg重组酵母乙肝疫苗。

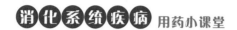

■ 接种乙肝疫苗并产生抗体后还需要再接种疫苗吗?

接种乙肝疫苗后有抗体应答者的保护效果一般至少可持续30年,因此,一般人群不需要进行乙肝表面抗体检测或加强免疫,但对高危人群或免疫功能低下者等可检测乙肝病毒表面抗体,当乙肝病毒表面抗体<10mIU/mL时,可再次接种1针乙肝疫苗。

■ 孕妇可以接种乙肝疫苗吗?

未感染过乙肝病毒的女性在妊娠期间接种乙肝疫苗是安全的;除按常规程序接种外,加速疫苗接种程序(第0、1和2个月方案)已被证明是可行且有效的。

■ 什么是乙肝病毒携带者? 乙肝病毒携带者是否需要接受抗病毒治疗?

乙肝病毒感染者主要分为急性乙肝感染者、慢性乙肝病毒携带者、慢性乙肝感染者,其中,乙肝病毒携带者体内存在乙肝病毒,但肝功能及肝脏B超检查均正常。这类患者尚处于免疫耐受期,各种抗病毒药物(或是转阴治疗)对其无效,如果服用抗病毒药物,会造成药物滥用,不仅对患者造成经济损失,也会导致患者的身心受到损害,所以乙肝病毒携带者并不需要接受抗病毒治疗。

什么样的乙肝病毒携带者暂时可以不接受治疗?

还有一类患者无肝硬化、肝癌家族史,肝功能正常,B超显示无肝纤维化、肝硬化,肝硬度数值也不高,可暂时不治疗。这部分患者的HBV DNA可以很高,基本上处于免疫耐受期(即病毒和携带者共处),可以暂时不用药,但是必须定期监测。简而言之,如果患者除HBV DNA极高外,其他检测指标基本正常,则可以暂时不用药。

什么样的乙肝病毒携带者需要治疗?

乙肝病毒携带者在以下3种情况下需要接受抗病毒治疗。

1 有肝纤维化、肝硬化倾向,特别是有肝硬化、肝癌家族史的乙肝病毒携带者,只要HBV DNA呈阳性,就应该接受抗病毒治疗。

2 无肝纤维化、肝硬化,但是转氨酶水平高的乙肝病毒携带者,考虑是病毒在破坏肝细胞,也应该接受抗病毒治疗。

3 虽然转氨酶水平不高,但是肝穿刺活检证实肝细胞存在炎症或存在肝纤维化者,同样要接受抗病毒治疗。

■ 女性乙肝病毒携带者能否妊娠?

女性乙肝病毒携带者可以正常妊娠,但其胎儿在出生后24小时内必须及时接种乙肝疫苗,并按"016方案"完成主动免疫。对于母亲为HBsAg、HBeAg双阳性的新生儿,如果在出生48小时内能加注特异性高效价免疫球蛋白,90%~95%的双阳性新生儿可以获得保护。

■ 乙肝病毒携带者生活上有哪些注意事项?

1 定期复查:每一季度或半年复查一次肝功能及B超,确认指标正常。如果结果异常,应及时就诊,规范治疗。

2 保持良好的个人生活习惯:戒烟、限酒,减轻肝脏负担。日常生活中将自己的洗漱用品及餐具与家人的物品分开放置,避免交叉传染的风险。

3 避免血液传染:因乙肝病毒携带者的血液中含有乙肝病毒,故发生外伤出血时要仔细包扎伤口,避免传染。

4 保持心情舒畅:俗话说"气大伤肝",中医认为肝主疏泄,能保障机体的血气运行,生气会引起肝脏功能的失常,导致肝主疏泄功能异常。

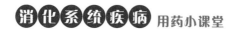

■ 乙肝患者的停药标准是什么?

虽然乙肝病毒很顽固,但如果治疗效果好,是可以尝试停药的。

根据我国《慢性乙型肝炎防治指南》(2019年版),不同类型乙肝患者的用药标准不同,停药标准也不同。

乙肝两对半检查中HBeAg阳性的慢性乙肝患者(大三阳)

HBeAg阳性的慢性乙肝患者服用抗病毒药,在达到HBV DNA低于检测下限、谷丙转氨酶(ALT)复常、HBeAg血清学转换后,再巩固治疗至少3年(每隔6个月复查1次),若检测结果仍保持不变,可考虑停药,延长疗程可减少复发。

乙肝两对半检查中HBeAg阴性的慢性乙肝患者

HBeAg阴性的慢性乙肝患者在HBeAg消失且HBV DNA检测不到,再巩固治疗一年半(经过至少3次复查,每次间隔6个月),若检测结果仍保持不变,可考虑停药。

乙肝肝硬化患者

乙肝肝硬化患者肝脏损伤严重,需要进行长期治疗,不建议停药。

■ 乙肝到底能不能实现临床治愈?

"临床治愈"这一概念,最早是在我国的《慢性乙型肝炎防治指南》(2015年版)中提出的。临床治愈的定义是:"持续病毒学应答且HBsAg阴转或伴有乙肝表面抗体(HBsAb)阳转、谷丙转氨酶正常、肝组织学轻微或无病变。"

这就是说,临床治愈需要满足4个方面的要求:①病毒HBV DNA持续低于检测下限;②HBsAg阴转,最好出现HBsAb,未出现表面抗体也不影响;③肝功能保持正常;④通过B超等其他手段检测出肝组织学无其他病变。对于乙肝患者来说,临床治愈就是可以长期停药,并且通过各种检测方法都无法测出患有乙肝。

■ 为什么乙肝临床治愈难度大？

慢性乙肝的临床治愈一直是医学难点，原因包括以下几点。

1　免疫耐受

大多数慢性乙肝病毒感染者是在婴幼儿时期感染的，乙肝病毒在机体的免疫功能还不能识别它们时"趁虚而入"，免疫系统无法识别病毒，这在医学上称为"免疫耐受"。

2　乙肝病毒容易复活

乙肝病毒入侵肝细胞后，在肝细胞内形成了一种共价闭合环状 DNA（cccDNA），这就是病毒复制的"模板"，这种病毒基因形成以后，"扎根"在肝细胞里，很难完全清除。它就像乙肝病毒的"种子"，不断地繁衍后代。

3　乙肝病毒容易变异

病毒变异以后，抗病毒药物就对它们失去了效力，人体免疫系统也无法识别它们。

很多患者通过口服抗病毒药物很容易实现 HBV DNA 持续低于检测下限（阴性）、肝功能正常、超声检查肝脏病变没有进展，但是要实现乙肝表面抗原转阴并不容易。

■ 哪些患者更有望实现乙肝的临床治愈？

已有多项研究证实，在口服抗病毒药物经治的优势人群及特殊人群（儿童、非活动性 HBsAg 携带者等）中采用联合干扰素的方案可获得较高的临床治愈率。

所谓优势人群，简单地说，就是通过口服抗病毒药物维持 HBV DNA 阴性、HBeAg阴性及HBsAg<1500IU/mL的患者,这样的患者更有望实现乙肝的临床治愈。

HBsAg滴度可以帮助识别优势人群,乙肝表面抗原低滴度患者,尤其是年轻患者,在没有干扰素禁忌的条件下,绝不能放弃临床治愈的机会。我国目前最大的慢性乙肝临床治愈项目——"珠峰"项目研究发现,经过口服抗病毒药物联合干扰素治疗,优势人群的48周临床治愈率达到33%。

如何实现乙肝的临床治愈?

乙肝患者在服用目前临床上的乙肝口服抗病毒药物,即核苷(酸)类似物(如恩替卡韦、替诺福韦、丙酚替诺福韦等)进行治疗后,较易于实现HBV DNA转阴、肝功能正常、大三阳转为小三阳,但上述药物均无法有效降低HBsAg,HBsAg转阴率仅为0~3%,并且停药后复发率高,所以大多数患者需要长期甚至终身服药。

另一种抗病毒药物——干扰素,除了具有抗病毒作用外,还可以激发人体免疫系统对抗乙肝病毒的能力。因此,目前能实现乙肝临床治愈的方案大多是基于干扰素的治疗方案。

虽然在优势人群中联合干扰素治疗更有望实现临床治愈,但是还要注意干扰素的一些不良反应,如干扰素对白细胞、血小板的影响,发热,食欲下降,对甲状腺及自身免疫性疾病的影响等,因此,需要在专业医生的指导下进行治疗。

乙肝患者可以给婴儿哺乳吗?

母乳是婴儿理想的天然食物,不但可以给婴儿提供最佳的营养供给、促进婴儿免疫系统形成,同时还可以加快产妇在分娩后的体重恢复。除此之外,还有非常重要的一点,大概只有哺乳过的母亲才能深深地体会——哺乳的过程虽然充满了艰辛,却使母亲和孩子的关系更为亲密。

那么,患有乙肝的母亲们可以给婴儿哺乳吗?

为了更好地回答这个问题,我们把它拆解为以下几种情况。

情况一：未服用抗乙肝病毒药物

未服用抗乙肝病毒药物的患者可以进行母乳喂养。

只要新生儿接受了规范的联合免疫治疗（即出生12小时内接种乙型肝炎疫苗和高效价乙肝免疫球蛋白），就可以对其进行母乳喂养。目前的研究数据表明，母乳喂养并不会增加已接受联合免疫的新生儿的乙肝病毒母婴传播发生率。

情况二：为阻断乙肝病毒母婴传播，于妊娠期服用抗病毒药物

答案依然是可以进行母乳喂养。

这部分产妇于分娩后停用抗乙肝病毒药物，同时给予新生儿规范的联合免疫后，就可以安心进行母乳喂养了。但产妇停药后仍需定期到门诊监测病情的变化，警惕产后出现需要应用抗乙肝病毒药物的情况。

情况三：为治疗乙肝，于妊娠期服用抗病毒药物

答案再次是肯定的。

这部分产妇因为自身乙肝的疾病情况，分娩后不能停用抗乙肝病毒药物，需要继续接受抗乙肝病毒治疗。此类产妇可服用富马酸替诺福韦二吡呋酯，因为这种药物在乳汁中的含量很少，所以新生儿在接受规范的联合免疫治疗后，依然可以接受母乳喂养。

■ 乙肝患者需要进行干扰素治疗吗？应用聚乙二醇干扰素 α-2b注射液的注意事项有哪些？

干扰素有免疫调节的作用，在有限疗程内有机会使HBsAg消失。然而，这一方案虽好，却不是对所有人都适合，并且干扰素的不良反应相对较多，如发热、乏力、食欲下降、脱发，白细胞、血小板降低等，但是这些不良反应一般在停药后均可消失。总之，想治愈乙肝，干扰素值得尝试，但是需要由专业医生评估、指导用药。

聚乙二醇干扰素α-2b注射液常用于治疗慢性乙肝,其可单独使用,也可与抗乙肝病毒药物联合应用。用于慢性乙肝患者时,本品的推荐剂量为每次1支(180μg),每周1次,共48周,于腹部或大腿皮下注射。此药用药时间长,需要患者具备良好的依从性,规律用药。下面简单介绍一下应用聚乙二醇干扰素α-2b注射液治疗期间可能出现的不良反应及其处理方法。

1 如果在用药期间出现流感样综合征,如发热、头痛、肌肉疼痛和乏力等,可在睡前注射干扰素α-2b或用药时服用非甾体抗炎药,如尼美舒利或芬必得。

2 在用药期间,骨髓抑制可能会对血常规指标造成影响,应定期复查血常规。如果发现中性粒细胞计数和(或)血小板计数降低,应及时就诊,听从专业医生的指导,降低干扰素α-2b的应用剂量或暂停用药。中性粒细胞计数明显降低者,可在医生的指导下试用粒细胞集落刺激因子或粒细胞巨噬细胞集落刺激因子治疗。

3 如果在用药期间发生精神异常,如抑郁、妄想、重度焦虑等,应及时停用干扰素,及时到医院就诊,必要时主治医生可会同精神心理方面的专科医生进一步诊治。

4 用药期间,部分患者可形成自身抗体,仅少部分患者会出现甲状腺疾病、糖尿病、血小板计数减少、银屑病、白斑病、类风湿关节炎和系统性红斑狼疮样综合征等自身免疫性疾病,一旦出现,应及时到医院相关科室就诊,严重者应停药。

5 其他少见的不良反应包括视网膜病变、间质性肺炎、听力下降、肾损伤、心血管并发症等,如果出现这些不良反应,应停止干扰素治疗,复诊后改变治疗方法。

■ 一线口服抗病毒药物如何使用?

一线口服抗病毒药物有3种服用方法(见表4)。

表4 一线口服抗病毒药物的服用方法

服用方法	恩替卡韦	富马酸替诺福韦二吡夫酯	富马酸丙酚替诺福韦
推荐用量	0.5mg(1片)	300mg(1片)	25mg(1片)
给药方法	口服	口服	口服
每日次数	每日1次	每日1次	每日1次
服用时间	空腹(餐前或餐后至少2小时)	空腹或与食物同时服用	随食物服用

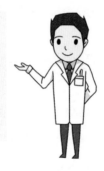

注意事项
- 每天规律服药。
- 尽量不要漏服。
- 按照医嘱长期服用。
- 不要擅自停用和更换药物。
- 定期进行指标的监测和检查。

如果出现漏服请注意

如果漏服一剂但超过通常服药时间不足18小时,则应尽快补服一剂,并在下次服药时恢复正常给药时间。如果已超过通常服药时间18小时以上,则不应服用漏服药物,仅应恢复正常给药时间。

如果出现呕吐请注意

在服用药物后1小时内出现呕吐,则应再服用一剂。如果在服用超过1小时后出现呕吐,则无须再补服。

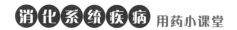

■ 一线口服抗病毒药物的不良反应有哪些?

恩替卡韦

恩替卡韦的安全性及耐受性较好,最常见的不良反应有头痛、疲劳、眩晕、恶心、氨基转移酶升高、腹痛、腹部不适、肝区不适、肌痛、失眠和风疹等。治疗过程中应警惕发生乳酸酸中毒。

替诺福韦酯

替诺福韦酯引起的严重不良反应有乳酸酸中毒、肾功能损害、低磷性骨病等。长期使用应警惕肾功能不全和低磷性骨病的发生。治疗过程中应注意关注乳酸酸中毒、伴有脂肪变性的重度肝大和中断治疗后肝炎恶化的风险。

丙酚替诺福韦

服用丙酚替诺福韦非常常见的不良反应为头痛。常见不良反应包括头晕、腹泻、呕吐、恶心、腹痛、腹胀、胃肠胀气、疲劳、皮疹、瘙痒、关节痛等。

■ 为什么丙肝被称为容易被忽视的健康杀手?

丙型病毒性肝炎简称"丙肝"。每年的7月28日是"世界肝炎日"。我国是乙肝大国,但在病毒性肝炎中,丙型病毒性肝炎也是一种严重危害人类健康的重要传染病,并且人们对丙肝的了解不像乙肝那么全面,经常忽略对它的筛查与治疗。丙肝慢性感染可导致肝脏慢性炎症及纤维化,甚至发展为肝硬化和肝癌,对患者的健康和生命危害极大。

■ 丙肝应如何预防?

目前尚无有效的预防性丙肝疫苗可供使用。

丙肝病毒主要经血液传播,包括血液制品传播、经破损的皮肤或黏膜传播、母婴传播、性接触传播。想要避免丙肝感染,在日常生活中应注意避免使用非一次性注射器,避免在消毒不规范的诊所等进行牙科操作或文身穿孔等侵入性操作,不要与他人共用牙刷、剃须刀等,以避免潜在的感染风险。对 HCV RNA 阳性的孕妇,应避免延迟破膜,尽量缩短分娩时间,保证胎盘的完整性,避免羊膜腔穿刺,减少新生儿暴露于母血而感染丙肝的机会。

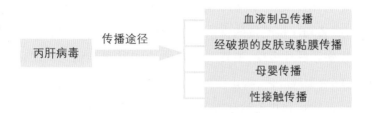

■ 什么情况下需考虑丙肝的存在?

发现以下症状

丙肝患者可出现全身乏力、食欲缺乏、恶心和右季肋部疼痛等症状,少数患者伴低热、轻度肝大,部分患者可出现脾大,少数患者可出现黄疸。但多数患者无明显症状,表现为隐匿性感染。

存在暴露史

就诊前存在输血史、应用血液制品史、不安全注射、文身等其他明确的血液暴露史。

实验室检查

实验室检查结果显示谷丙转氨酶呈轻度和中度升高。

影像学检查

腹部超声检查、CT 和 MRI 发现肝脏病变,如肝纤维化、肝硬化或占位等

（但目的主要是发现和监测疾病进展情况，不能用于诊断）。

当患者存在以上情况时，需要进行丙肝病毒的血清学检测（抗丙肝病毒）、HCV RNA、基因型检测和变异检测，以明确是否存在丙肝病毒感染。

■ 应在何时启动抗丙肝病毒治疗？没有不适症状也需要进行抗丙肝病毒治疗吗？

一旦发现HCV RNA阳性，无论是否有肝硬化、合并慢性肾脏疾病或者肝外表现，患者均应接受抗病毒治疗，以清除丙肝病毒，清除或减轻丙肝病毒相关肝损伤和肝外表现，逆转肝纤维化，阻止丙肝进展为肝硬化、失代偿期肝硬化、肝衰竭或肝癌，防止传播。治疗前应经由肝病和传染病专科医生评估后制订抗病毒和相关治疗方案。随着医学的发展，泛基因型直接抗丙肝病毒药物已经问世，此类药物不仅具有非常高的丙肝病毒学治愈率，而且安全，用药方法简单。

建议所有HCV RNA阳性的患者接受抗病毒治疗。患者感染丙肝病毒后，可能在很长时间内没有任何症状，但丙肝病毒对肝脏细胞的破坏却一直悄悄持续着，因此，早诊断、早治疗才是对自己的健康和生命安全负责，不能任其进展为肝硬化或肝癌再追悔莫及。

■ 一旦患上丙肝，应该如何治疗？

丙肝的病程分为急性丙肝、慢性丙肝和丙肝肝硬化3个进展阶段，但无论处于哪一阶段，只要确诊为血清HCV RNA阳性，均需要接受抗病毒治疗。

丙肝的治疗方案目前有两大类，第一类为聚乙二醇干扰素与利巴韦林联合方案，我们称之为PR治疗方案；第二类为多个针对丙肝病毒生命周期中病毒蛋白靶向特异性治疗的药物联合方案，包括索菲布韦、阿舒瑞韦、达卡他韦等，我们称之为直接抗病毒药物（DAA）治疗方案。两种方案中涉及的药物也可以联合治疗，专科医生会根据患者的特征及丙肝病毒的基因分型制订最适合患者的治疗方案。

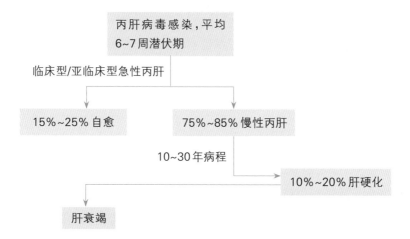

■ 丙肝患者直接服用抗病毒药物有不良反应吗?

有些患者反映,服用艾尔巴韦格拉瑞韦片后会出现乏力、食欲缺乏。服用艾尔巴韦格拉瑞韦片的患者中,超过10%会出现疲劳、头痛,超过1%出现乏力、肌肉关节痛、食欲缺乏、胃肠道不适、头晕、失眠及情绪异常等。但总体来说,这些反应较轻微,如果可以忍耐,则无须进行处理,可继续服药直到疗程结束,以便将丙肝治愈;如果不能忍受这些反应,应告知医生或者药师,由医生或者药师针对药物的不良反应进行处理,如针对胃部不适加用一些药物。只有少数患者会因为不良反应而停药。另外,服药期间要定期复查肝肾功能,如果治疗期间发现谷丙转氨酶、胆红素等轻度升高,可联合保肝药治疗,但宜精不宜多。谷丙转氨酶升高的程度不同,相应的策略也不同。如果谷丙转氨酶升高10倍以上,或者升高小于10倍,并伴有疲劳、恶心、呕吐、黄疸,或胆红素、碱性磷酸酶升高,凝血功能异常等症状,需要提前终止治疗;如果谷丙转氨酶升高小于10倍,并且无其他症状,则可以密切监测,每两周复查一次,如果持续升高,则需要提前终止治疗。

■ 对于丙肝合并用药应了解哪些知识?

根据文献报道,慢性丙肝患者常见的合并症为糖尿病、高血压、冠心病、胃十二指肠炎和(或)溃疡、慢性乙肝、高脂血症、心律失常和精神疾病。常见的合并药物主要为降糖药物、降压药物、降脂药物、胃肠用药、精神疾病用药、核苷和核苷酸类药物、心律失常药物和免疫抑制剂。大部分直接抗病毒药物(DAA)经过多种药物代谢酶代谢和不同的药物转运蛋白进行转运,容易与其他药物产生相互作用。会与直接抗病毒药物发生相互作用的药物主要包括以下几类。

CYP3A诱导剂

CYP3A诱导剂包括卡马西平、苯妥英钠、利福平等。此类药物会降低直接抗病毒药物的血药浓度,使其疗效降低,导致抗病毒治疗失败。

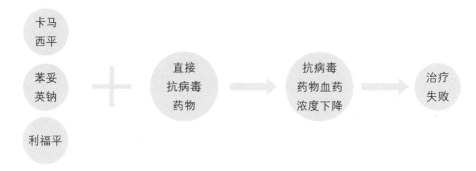

CYP3A抑制剂

CYP3A抑制剂包括氟康唑、克拉霉素、地尔硫草、辛伐他汀、阿托伐他汀等。此类药物会抑制直接抗病毒药物的代谢,升高其血药浓度,增加相关不良反应的发生风险。

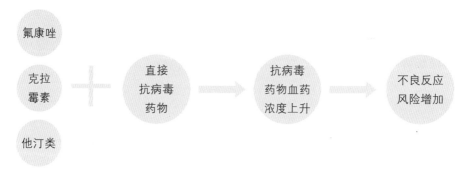

H₂受体拮抗剂和质子泵抑制剂

雷迪帕韦、维帕他韦等的吸收需要酸性pH环境，其溶解度随着pH值的升高而降低，因此H₂受体拮抗剂、质子泵抑制剂等抑制胃酸药物可降低其药物浓度，若需要同服，应至少间隔4小时。

胺碘酮

抗心律失常药物胺碘酮与索磷布韦合并使用时，可能会出现严重的心动过缓，甚至导致死亡。目前已上市或即将上市的直接抗病毒药物都与胺碘酮存在相互作用的风险。胺碘酮的清除半衰期为58天，建议停药3个月后再使用直接抗病毒药物治疗，并监测心率。

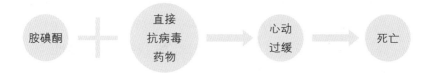

免疫抑制剂

蛋白酶抑制剂、利托那韦等与免疫抑制剂均经CYP3A4代谢，应尽可能避免合并使用；如使用，应严密监测药物浓度、调整剂量，并观察可能的不良反应。环孢素可抑制OATP1B 1/3而升高格拉瑞韦的血药浓度，增加谷丙转氨酶的升高风险，故禁止艾尔巴韦/格拉瑞韦和环孢素联用。

由于相互作用较少，因此索磷布韦/雷迪帕韦、索磷布韦/维帕他韦，或索磷布韦联合达拉他韦等方案，可以和硫唑嘌呤、环孢素、他克莫司等常用免疫抑制剂一起使用。

患者在就诊时，应详细告知医生自己的基础疾病情况、合并用药、饮酒史及过敏史等信息，以便医生选择更合适的治疗方案，并对现有用药进行合理且必要的调整，以得到满意的治疗效果。

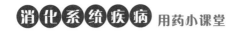

■ 丙肝直接抗病毒药物需要终身服用吗? 抗丙肝病毒治疗的终点目标是什么?

直接抗病毒药物作用于丙肝病毒的蛋白酶、RNA 聚合酶等病毒复制的重要环节,起到抑制病毒复制的作用,使丙肝的治愈成为现实。通过直接抗病毒药物的治疗,目前 95% 以上的丙肝患者都可以被治愈。

10 年前,治愈丙肝是一件非常困难的事,但是,随着丙肝直接抗病毒药物的出现,越来越多的丙肝患者得到了治愈,这也是世界卫生组织会提出将"2030 年消除病毒性肝炎作为公共卫生威胁"这一宏大目标的原因。也正是由于这个原因,直接抗病毒药物无须长期服用,一般疗程是 3 个月,一些有特殊分型或者严重肝病患者的疗程可以延长到半年。通过直接抗病毒药物治疗,初治患者的治愈率超过 90%。若既往治疗失败或有肝硬化,则治愈率略微降低。治疗结束后 3~6 个月应验血以判断丙肝是否治愈。若首个疗程后未治愈,医护人员可能向患者建议再次尝试治疗或等待新药面世。即便丙肝治愈,也不能保证不会再次感染。接触感染者的血液可再次感染丙肝。

此外,这类药物为口服剂型,服用方便,只要遵医嘱每日按时服药,经过一段时间的治疗,就很可能痊愈。

患者应接受标准疗程的抗病毒治疗,并在治疗结束 12 周和 24 周后接受体内丙肝病毒载量检测,使用敏感性高的检测方法无法检出 HCV RNA (<15 IU/mL)即可能提示丙肝痊愈。

■ 丙肝患者饮食上要注意什么?

合理的营养摄入有利于肝细胞的修复与再生,增强免疫功能,促进肝功能的恢复。一般来说,丙肝患者在饮食上应该注意以下几点。

绝对禁酒

酒是肝病患者之大忌。饮酒后,乙醇主要通过肝脏代谢,饮酒量越大,肝脏的负担就越重,丙肝患者尤其要禁酒。

低脂低糖

摄入过多的糖类和脂肪容易造成患者血脂升高,久而久之可能形成脂肪肝;而且糖的代谢产物,如丙酮酸、乳酸,也会加重肝脏负担,丙肝患者可以食用水果来补充欠缺的糖分。

适量的高蛋白饮食

蛋白质是人体一切细胞组织的物质基础,在患肝病的时候,由于肝脏细胞受到损害,机体的免疫功能降低,需要通过蛋白质进行修复,并增强免疫功能,因此,要求在保肝疗法中给予高蛋白饮食。若患者血氨增高,则应限制蛋白质的摄入量。还应注意供给蛋氨酸、胆碱、卵磷脂等抗脂肪肝物质,故每天要适量食用含丰富动物蛋白和蛋氨酸的食物,如淡菜、鱿鱼、瘦肉、蛋类、鱼类及豆制品等。

每天保证充足的维生素摄入

食用富含维生素A的食物,如牛奶、胡萝卜、金针菜、动物肝脏、青蒜、空心菜等。多食用富含维生素B_1的食物,如豆芽、豌豆、花生、全麦食品、蔬菜、水果等。此外,因为患肝病时胆汁分泌出现障碍,会对维生素K的吸收造成一定的影响,所以应该多食用菠菜、圆白菜、花椰菜、花生油等富含维生素K的食物。

高铁血症患者应限制铁的摄入

丙肝患者有时存在血液中铁的排出困难问题,而过多的铁对于肝脏是非常有害的。有研究表明,机体内铁含量过高会降低丙肝患者对干扰素的反应能力。若患者体内含铁过高,则应限制含铁食物(如动物肝脏)的摄入,避免使用铁制炊具。

总之,慢性肝病患者的生活要规律,遵循"三分治、七分养"的原则,充足的睡眠、合理的营养摄入、规律的生活、每天坚持晨练、劳逸结合等都很重要。

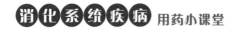

■ **育龄女性丙肝患者在接受抗病毒治疗前需要做何种准备?**

　　育龄女性在接受直接抗病毒药物治疗前,应先筛查是否已经妊娠,已经妊娠者可在妊娠哺乳期结束后开始抗病毒治疗。如果妊娠试验排除妊娠,则应告知患者,避免其在服用直接抗病毒药物期间妊娠。

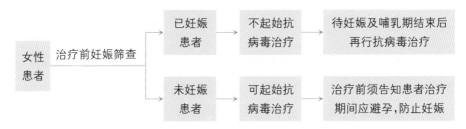

■ **如果孩子被传染了丙肝,是否需要立即进行抗病毒治疗?**

　　对于12岁以下的儿童,目前尚无推荐的直接抗病毒药物治疗方案。因为12岁以下的丙肝病毒感染者应推迟治疗,直至患者满12岁,或直接抗病毒药物获批用于治疗12岁以下的患者。12岁及以上或者体重超过35kg的青少年应当接受治疗,以干扰素为基础的方案不再推荐用于儿童及青少年患者。

■ **有些患者丙肝已经治愈,为何检测抗体还是呈阳性?**

　　"医生说我的丙肝已经治愈了,为何检测丙肝抗体还是呈阳性?"经常有患者对这个问题感到困惑,拿着丙肝抗体阳性的化验单到门诊咨询。下面我们就来介绍一下丙肝抗体的常识。

　　丙肝抗体是丙肝病毒的标志性抗体,只要机体感染过丙肝,丙肝抗体几乎终身都会是阳性,所以不使用丙肝抗体来判断疗效和传染性。丙肝抗体阳性分为两种情况:一种是需要治疗的,一种是已经痊愈的。

1　　**第一种情况**

当检查出丙肝抗体阳性时,需要进一步检查 HCV RNA,也就是丙肝病毒定量检测。HCV RNA 阳性,说明机体感染了丙肝病毒,病毒在复制、在活动,医生会根据丙肝基因分型选择抗丙肝治疗药物进行治疗。现在是丙肝的治愈时代,发现一例就能治愈一例,绝大部分患者经过 3 个月的疗程即可痊愈。

2　　**第二种情况**

丙肝抗体阳性,HCV RNA 阴性,在经过治疗以后,维持 HCV RNA 阴性,那么就可实现临床治愈。虽然患者丙肝抗体呈阳性,但其已经没有传染性。还有一种情况,患者没有进行过治疗,HCV RNA 也呈阴性,说明患者体内没有病毒复制,虽然感染过丙肝,但是免疫力强大,也已经痊愈了。

综上所述,丙肝已治愈的患者丙肝抗体阳性、HCV RNA 阴性,即为治疗有效,实现了临床治愈。

此外,关于丙肝抗体,还有另外一个认识误区:

"只要丙肝抗体呈阳性,就意味着丙肝已经治愈了吗?"

丙肝抗体是由于机体有丙肝病毒入侵促使机体产生的抗体,不像其他抗体那样对身体有保护作用,也就是说,丙肝抗体并不是一种保护性抗体。一旦发现丙肝抗体阳性,一定要进行 HCV RNA 检测,才能决定是否需要治疗。

丙肝是可以治愈的。天津市从 2018 年 4 月开始有了支持该病治疗的医保政策,患者可以办理"丙肝门诊特殊病种(简称'门特')",治愈丙肝,减缓肝硬化、肝癌的进展,改善预后,提高生活质量。

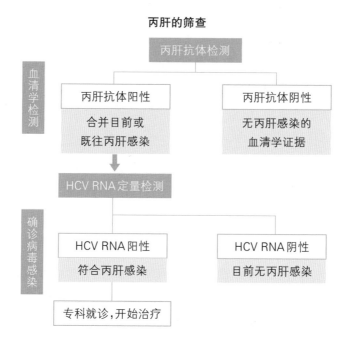

丙肝的筛查

■ 什么是酒精性肝病? 酒精性肝病与哪些因素有关?

酒精性肝病是由长期大量饮酒导致的肝脏疾病。初期通常表现为酒精性脂肪肝(即酒精肝),进而可发展为酒精性肝炎、肝纤维化和肝硬化,严重酗酒时可诱发广泛的肝细胞坏死,甚至导致肝衰竭。

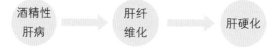

酒精性肝损伤及酒精性肝病的影响因素较多,包括饮酒量、饮酒年限、酒精饮料品种、饮酒方式、性别、种族、肥胖、肝炎病毒感染、遗传因素、营养状况等。例如,空腹饮酒比伴有进餐的饮酒方式更易造成肝损伤;每日饮酒比偶尔饮酒更易引起严重的酒精性肝损伤;女性与男性相比,对酒精介导的肝毒性更敏感,更易发生严重的酒精性肝炎和肝硬化。中国的嗜酒人群数量和酒精性肝病的发病率低于西方国家,这可能与中国人的酒精性肝病易感基因乙醇脱氢酶2(ADH2)、ADH3和乙醛脱氢酶2(ALDH2)的等位基因频率及基因型分布不同于西方国家人种有关。此外,酒精性肝病并非发生于所有的饮酒者,其发生人群存在个体化差异。

■ 酒精性肝病有哪些治疗方法?

酒精性肝病的治疗方法主要有完全戒酒、营养支持和药物治疗。

完全戒酒

完全戒酒是酒精性肝病最主要和最基本的治疗措施。戒酒可改善肝损伤的组织学进展,延缓肝脏的纤维化进程,提高酒精性肝病患者的生存率。

营养支持

酒精性肝病患者需要良好的营养支持,应在戒酒的基础上提供高蛋白、低脂饮食,并注意补充维生素B、维生素C、维生素K及叶酸。

药物治疗

用于治疗酒精性肝病的药物主要包括糖皮质激素,能加速乙醇从血清中清除的美他多辛,可改善酒精性肝病患者临床症状的S-腺苷蛋氨酸,防止组织学恶化的多烯磷脂酰胆碱,具有抗氧化、抗炎、保护肝细胞膜及细胞器等作用的甘草酸制剂、水飞蓟宾类和还原型谷胱甘肽等。

综上,治疗酒精性肝病,戒酒是最基本的措施,营养支持也非常重要。是否需要药物干预、用哪些药物干预,需要根据患者的病情,采取个体化治疗。

■ 什么是非酒精性脂肪性肝病?

非酒精性脂肪性肝病即我们日常所说的脂肪肝,是一种与胰岛素抵抗和遗传易感密切相关的代谢应激性肝脏损伤,其病理学改变与酒精性肝病相似,但患者无过量饮酒史。脂肪肝已经是21世纪全球重要的公共健康问题之一,也是在我国越来越受到重视的慢性肝病问题。从临床意义上来说,脂肪肝是由各种原因引起的以肝细胞弥漫性脂肪病变为病理特征的一种临床综合征。

通俗来讲,就是肝细胞内堆积了过多的脂肪,影响了肝脏的正常功能。

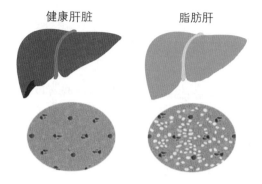

健康肝脏　　　脂肪肝

■ 哪些人容易得脂肪肝? 得了脂肪肝怎么办?

脂肪肝在我国的患病率已超过25%,是我国乃至全球最常见的慢性肝病。钟爱高热量饮食,久坐少动,肥胖超重,营养不良,患有糖尿病、高脂血症,酗酒等的人群,即为罹患脂肪肝的高危人群。这类人群建议及早前往专科就诊,筛查脂肪肝。由此可见,脂肪肝并不是肥胖人群的专属疾病。

脂肪肝起病隐匿,大部分患者无明显症状,疾病进展相对缓慢,但如果不干预,任由其进展,也会出现肝纤维化、肝硬化甚至肝癌。同时,脂肪肝患者心脑血管疾病及肝外恶性肿瘤的死亡风险也会显著增加。脂肪肝的干预治疗刻不容缓,医生会针对不同的个体情况给予不同的治疗方案,包括药物治疗。

为了更好地配合治疗,患者应调整生活方式、改变过去的不良生活习惯。生活方式的调整是脂肪肝治疗的基石。首先,要调整饮食结构,限制食用深加工食品,增加膳食纤维的摄入量,三餐定时适量,严格控制晚餐摄入的热量,避免晚餐后进食。其次,要选择感兴趣的方式坚持体育锻炼,例如,每天中等强度有氧运动30分钟,每周5次。有证据表明,体重下降10%以上并维持1年,可有效逆转肝纤维化。

脂肪肝患者减重主要有两种运动形式,即有氧运动和抗阻运动。

当前很热门的毽子操就属于有氧运动,这是一种持续强度的运动,再如快走、慢跑、游泳、骑车等,患者可以根据自身的爱好和运动能力进行选择。一般来说,有氧运动如果没有达到中等强度,则很难达到减重的效果。举例来说,缓慢地散步即使走一万步也不能称之为运动,必须到呼吸轻微加深、微微出汗的程度,才能称之为运动。也就是说,要想达到减重的效果,不应仅关注步行的距离,也应该关注步行的强度。

■ 脂肪肝可以预防吗? 脂肪肝的中医药治疗与预防方式有哪些?

脂肪肝是可以预防的。避免嗜酒,控制体重,坚持锻炼,合理膳食,控制血糖,降低血脂,远离毒物,即可预防脂肪肝。

随着人们生活水平的提高,脂肪肝在我国的发病率也逐年提高,已成为我国第一大肝病。脂肪肝的危害正逐渐被医学界所重视,但目前尚缺乏有效的药物治疗方式。中医药在治疗脂肪肝方面的优势已得到广大医生和患者的认可。

■ 脂肪肝患者应服用哪些中药方剂?

脂肪肝患者可以根据辨证来选择口服中药汤剂。

肝郁脾虚,痰湿阻滞证

▶▶ 治法:疏肝健脾,化湿活血。

▶▶ 推荐方药:四逆散或柴胡疏肝散加减,即柴胡、炒白芍、枳实、丹参、泽泻、海藻、生山楂、白术、薏苡仁、茯苓。

肝胆湿热,痰阻血瘀证

▶▶ 治法:化痰活血,祛湿清热。

▶▶ 推荐方药:茵陈蒿汤加减,即茵陈、栀子、制大黄、丹参、泽泻、海藻、生山楂、白术、虎杖。

肝阴不足,湿郁血瘀证

▶▶ 治法:祛湿化瘀,滋补肝阴。

▶▶ 推荐方药:一贯煎合鳖甲煎丸加减,即生地、枸杞、女贞子、丹参、泽泻、海藻、生山楂、三七末(冲服)、北芪、鳖甲。

■ 如果患者服用中药汤剂存在困难,有没有中成药可以治疗脂肪肝?

可以用于治疗脂肪肝的中成药有以下几类。

保肝抗炎类中成药

▶▶ 易善复(多烯磷脂酰胆碱胶囊):每次2粒(456 mg),3次/天。

▶▶ 双环醇:成人的常用剂量为每次25mg(1片),必要时可增至50mg(2片),3次/天,口服,最少服用6个月或遵医嘱,应逐渐减量。

▶▶ 水飞蓟宾类等(利加隆或水林佳):利加隆(水飞蓟素片)每次2片,2次/天,于饭前服用,维持剂量与中度肝病患者每次1片,3次/天;水林佳(水飞蓟宾)每次100～200mg(2～4片),3次/天。

抗纤维化类中成药

▶▶ 扶正化瘀胶囊:每次5粒,3次/天,口服,24周为1个疗程。

▶▶ 安络化纤丸:每次6g,2次/天或遵医嘱,口服,3个月为1个疗程。

▶▶ 鳖甲煎丸:每次3g,2～3次/天,口服。

■ 除了药物以外,还有什么手段可以缓解或治疗脂肪肝?

除了用药治疗,还有很多手段可以缓解或治疗脂肪肝,包括运动疗法,饮食疗法,按摩、穴位疗法等方式。

运动疗法

运动疗法是脂肪肝综合治疗的重要方面,应根据患者的性别、年龄、病情、生活方式和习惯,以其全身耐力为基础,制订个体化的运动处方(如八段锦、太极拳等)。

▶▶ 运动种类:应以低强度、长时间的有氧运动为主,如慢跑、中至快速步行(115~125步/分)等。

▶▶ 运动强度:运动时脉搏应维持在(170-年龄)次/分,最多不超过(200-年龄)次/分,运动后的疲劳感于10~20分钟后消失为宜。

▶▶ 运动持续时间:每次20~60分钟。

▶▶ 运动实施时间:下午或晚上。

▶▶ 运动实施频率:每周3~5次。

▶▶ 适应证:用于体重过高的脂肪肝患者和营养过剩性脂肪肝患者。

饮食疗法

▶▶ 改变不良生活方式。降低体重和减小腰围是预防和治疗脂肪肝及其合并症最重要的治疗措施。对于超重、肥胖及近期体重增加和"隐性肥胖"的脂肪肝患者,建议通过健康饮食和加强锻炼的生活方式纠正不良行为。适当控制膳食热量摄入,建议每日减少2092~4184kJ(500~1000kcal)热量;调整膳食结构,建议采用适量脂肪和碳水化合物搭配的平衡膳食模式。

▶▶ 低碳生酮饮食。低碳生酮饮食是在生酮饮食的基础上发展起来的,是低能量膳食的一种,通过降低碳水化合物及脂肪的摄取达到减重减脂的效果。与生酮饮食相比,该疗法具有更高的可执行性及依从性。

▶▶ 减肥茶。用丹参、荷叶、枸杞、生山楂按3:2:2:1的比例进行配伍,用沸水冲泡10分钟后,频服,以茶代饮,疗程不超过3个月。

▶▶ 辨证施膳。春季食疗可选择陈皮麦芽决明子茶、麦麸山楂糕等;夏季可选择茵陈苍术茶等;秋季可选择陈皮枸杞粟米粥等;冬季可选用木耳大枣羹、人参黄精扁豆粥等。

其他疗法

▶▶ 药物封包腹部按摩。将中药消脂方制成封包,经过蒸煮,取药性散发之时,选取中脘、关元、水分及天枢穴,可采用点按、按揉的方法,轻柔、缓慢地按摩,每天1次,每次20~30分钟,30天为1个疗程。

▶▶ 穴位埋线。常规皮肤消毒,用埋线针将0.5cm长的0号羊肠线埋入穴位,埋线穴位取足太阳膀胱经之肝俞穴、脾俞穴、胃俞穴和肾俞穴,两次治疗间隔7~10天,连续治疗6次为1个疗程。

▶▶ 根据病情选择针刺疗法、耳针、耳穴埋豆、经穴磁导疗法、穴位注射及生物信息红外肝病治疗仪等治疗方法。

■ 儿童也会患上脂肪肝吗?

儿童也会患上脂肪肝。儿童脂肪肝是在18周岁以下的儿童及青少年中发生的肝脏慢性脂肪变性,是与胰岛素抵抗和遗传易感性密切相关的代谢应激性肝损伤,当累及5%以上的肝脏细胞,同时除外饮酒及其他明确致病因素导致肝脏慢性脂肪沉积的原因后,就可以确诊儿童脂肪肝。近年来,脂肪肝已超越乙肝成为我国最常见的肝脏疾病。肥胖是儿童脂肪肝病的独立危险因素,美国儿童脂肪肝的患病率为3%~11%,亚洲及中国儿童的脂肪肝患病率分别为6.3%和3.4%。而在肥胖及超重儿童中,脂肪肝的患病率显著增高,为50%~80%,并成为儿童慢性肝病的常见原因。

■ 儿童脂肪肝如何预防?

预防儿童脂肪肝的关键是防治肥胖,应从胎儿时期开始预防,幼儿时期加强,以控制体重为基本理念,以行为矫正为关键,以生活方式干预(包括饮食调整和运动健康教育)为主要手段,这是一个长期持续的系统工程。

饮食建议

参照中国营养学会修订的《中国居民膳食指南》中对幼儿与学龄前儿童、学龄儿童和青少年的要求,儿童和青少年的饮食要保持食物的多样化,注意荤素兼顾、粗细搭配,保证鱼、肉、奶、豆类和蔬菜的摄入。一日三餐,两餐间隔4~5小时;三餐比例要适宜,按照所提供的能量占全天总能量的比例,早餐占30%,午餐占40%,晚餐占30%;蛋白质、脂肪、碳水化合物的供能比例分别为12%~14%、25%~30%、55%~65%。在控制总能量摄入的同时,要保证蛋白质、维生素、矿物质的充足供应。

肥胖和超重儿童适宜吃和应该少吃的食物如下。

▶▶ 适宜吃的食物：新鲜蔬菜和水果、鱼、虾、蛋、奶、牛肉、禽肉、动物肝脏、豆腐、豆浆，喝白开水、不添加糖的鲜果蔬汁。

▶▶ 应该少吃的食物：含氢化植物油的各种糕点、糖果、蜜饯、巧克力、冷饮、膨化食品、西式快餐、肥肉、黄油、油炸食品、各种含糖饮料。

运动建议

长期有规律的运动有利于培养儿童健康的生活习惯，不仅可以防治儿童和青少年期肥胖，而且可以将良好的习惯延续至成年期，使其终身受益。在设计运动项目时，首先应对儿童进行医学检查，有心肺功能异常或严重高血压者应谨慎运动，或避免剧烈运动；活动前后至少要各进行5分钟的准备活动和恢复活动；有氧运动和力量运动、柔韧性训练相互结合，相互穿插进行；注意调动儿童的兴趣和积极性；活动要循序渐进，更要长期坚持。

▶▶ 运动方式：多采用一些既增加能量消耗又容易坚持的有氧运动项目，也可采用力量运动和柔韧性训练。有氧运动如快走、慢跑、上下楼梯、跳绳、打球、游泳、骑自行车、登山等，可更多地消耗脂肪，达到控制体重的效果。力量运动可使用哑铃、杠铃及其他沙袋、器械等进行；柔韧性训练包括各种伸展性活动。可以根据天气、居住环境、场地等具体情况选择运动方式，同时推荐儿童和青少年进行一些力所能及的家务劳动，如扫地、拖地、洗衣服、整理房间、倒垃圾等。

▶▶ 运动强度：运动强度可以用脉搏来衡量。有氧运动时，脉搏应达到最大心率的60%~75%，可参照公式：脉搏=（220-年龄）×（60%~75%）。例如，10岁儿童有氧运动时脉搏应达到最大心率的60%~75%，参照以上公式可得出结果，10岁儿童有氧运动时脉搏应达到126~157次/分。开始运动时，心率可控制在低限，随着适应能力的提高，逐渐增加运动时间和频率，使心率达到高限。

▶▶ 运动时间：坚持每天至少锻炼30分钟，最好达到每天60分钟的中等强度运动。分散的运动时间可以累加，但每次不应少于15分钟；运动时间和运动量均宜循序渐进、逐渐增加。每周至少完成中等强度运动5天，方可起到控制体重或减轻体重的作用。

行为矫正建议

行为矫正的目的是改变肥胖儿童和青少年不健康的行为和习惯，家长应以身作则，并与医务人员一起对孩子进行心理疏导，抵制和反对伪科学及虚假的商业性"减肥"宣传等，帮助孩子建立健康的生活方式，以达到控制体重的目的。可以从以下方面入手。

▶▶ 规范健康的饮食行为。参见"饮食建议"部分。

▶▶ 减少静态活动的时间。儿童和青少年每天看电视，玩手机、电子游戏和使用电脑的时间不应超过2小时；不应躺着看书、看电视；课间10分钟时应离开座位进行身体活动；课外作业每做40分钟，就应活动10分钟；周末、假日作息时间应规律，早睡早起，不睡懒觉。

■ 儿童脂肪肝如何治疗？

儿童脂肪肝治疗的首要目标是控制体重，改善胰岛素抵抗，预防并治疗代谢综合征，以及其他后期器官病变；次要目标是减轻肝脏脂肪变性，避免脂肪肝的发生及肝病进展，预防或减少肝硬化、肝癌等发生。可以从以下几个方面来治疗。

加强健康宣教，改变生活方式，是儿童脂肪肝的一线干预方案。具体实施方案参照儿童脂肪肝预防中的饮食和运动建议，并结合患儿及其家庭情况，根据专科医生的医嘱，制订个体化的治疗方案，达到控制患儿体重、改善其各项代谢指标的目的。

饮食疗法

改变饮食的组成成分，避免高脂高糖饮食，控制碳水化合物，限制饱和脂肪酸、反式脂肪酸、胆固醇及果糖的摄入，增加食物中黏性纤维、植物甾醇（脂）的含量，在控制热量的同时保证儿童生长发育所需的能量供应。

运动疗法

培养儿童长期有规律的运动习惯,注意调动儿童的兴趣和积极性,如有心肺功能异常或严重高血压等疾病,需要在医生的指导下运动。运动方式建议选择既增加能量消耗又容易坚持的有氧运动项目,如跳绳、游泳、打球、慢跑、快走、爬楼梯、骑自行车、登山等;也可采用力量运动和柔韧性训练,力量训练如使用哑铃、杠铃、沙袋及机械等进行的运动,柔韧性训练包括各种伸展性活动。坚持每天进行不少于30分钟的中等强度运动,每周至少5天,减少静态活动的时间,看电视、玩手机和(或)电脑的时间每天不超过2小时。

药物疗法

目前,没有针对儿童脂肪肝疗效确切的药物,具体疗法需要根据临床需要,采用相关药物治疗代谢危险因素及合并症。

例如,10周岁以上脂肪肝伴糖尿病前期表现患者,经过3个月的生活方式干预仍不能改善,或10岁以上伴有2型糖尿病或糖尿病前期合并任一危险因素[如高血压、高三酰甘油(TG)、低高密度脂蛋白胆固醇(HDL-C)、HbA1c>6%]或一级亲属有糖尿病的患儿,可给予二甲双胍治疗,以预防及减轻肝脏脂肪变性及纤维化。肥胖及高脂血症、轻至中度血脂异常患儿,可通过饮食改变达到降脂的目的;10周岁以上的儿童,若经饮食干预6个月至1年无效,结果仍不能达标,建议使用低剂量他汀类药物,尽量将LDL-C水平控制在3.36mmol/L(1300mg/L)以内。对于需要药物干预的患儿,应严格把握用药适应证,推荐前往专业医疗机构接受治疗。用药过程中,应密切随访有无肌痛症状及转氨酶、肌酸激酶、血脂等生化指标异常,根据血脂水平调整药物用量。

减肥药奥利司他、西布曲明分别可用于治疗12岁及16岁以上的儿童,但由于药物存在不良反应且缺少儿童用药经验,因此不常规推荐使用。

对儿童脂肪肝伴肝功能异常,或经组织学检测证实患有脂肪肝的患者,应根据疾病活动度及病期合理选择护肝药物,如复方甘草酸苷片、多烯磷脂酰胆碱、水飞蓟宾、葫芦素片及熊去氧胆酸等。

服用益生菌作为儿童脂肪肝的治疗方式,近年来也得到广泛关注,研究显示,益生菌不仅可以有效降低脂肪肝患儿的转氨酶水平,还可减轻脂肪肝胰岛素抵抗、肝脏脂肪沉积和氧化应激损伤,但尚处于临床研究阶段。

减肥手术不作为儿童脂肪肝的常规治疗方案,仅对特殊情况适用。

■ 儿童脂肪肝的后期随访如何进行?

建议儿童脂肪肝患者定期随访,每3～6个月检测一次体重、腰围、血压、肝功能、血脂、血糖,每半年进行一次肝、胆、胰、脾B超;对伴有肝功能异常的患儿每个月检测一次肝功能,或根据病情遵医嘱定期随访,并根据实际情况筛查恶性肿瘤、代谢综合征相关终末期器官病变及肝硬化相关并发症。肝脏组织学检查不常规用于临床随访及疗效监测。生活方式干预需要医生、患儿及其家长共同参与,医生制订个体化饮食、运动、体重、腰围及与生活质量相关的观察指标,患儿及其家长自行记录。随访过程中,需要注意脂肪肝患儿的社会心理问题,必要时寻求相应的支持治疗。

■ 什么是肝硬化?

肝硬化是各种病毒性肝炎、酒精性肝病、非酒精性脂肪性肝病等慢性肝病长时间缓慢进展的结果,病理以肝脏弥漫性纤维化、假小叶形成、肝内外血管增殖为主要特征,肝硬化的初始阶段称为代偿期,无明显的临床症状,后期继续发展,会发展为失代偿期,即机体已经难以正常运转,产生一些损伤症状,以门静脉高压和肝功能严重损伤为特征,患者会因各种并发症,包括腹水、消化道出血、脓毒症、肝性脑病、肝肾综合征和癌变等,导致多器官衰竭。

■ 肝功能是如何评估的?

肝硬化患者经常会问:"我的肝功能现在是什么程度？肝硬化是不是意味着肝功能已经特别差了？"其实,肝硬化和肝功能差不能画等号,即便存在肝硬化,也可以拥有相对较好的肝功能。那么,肝功能是如何评估的呢？

临床医生最常用的肝功能评估方法是Child-pugh分级,分为A、B、C三级,A级最好,C级最差。每级均涉及肝性脑病、腹水、总胆红素、白蛋白、凝血酶原时间延长5个指标(见表5)。

表5 Child-pugh分级评估肝功能

临床生化指标	1分	2分	3分
肝性脑病(级)	无	1~2	3~4
腹水	无	轻度	中至重度
总胆红素(μmol/L)	<34	34~51	>51
白蛋白(g/L)	>35	28~35	<28
凝血酶原时间延长(s)	<4	4~6	>6

注:A级,5~6分;B级,7~9分;C级,≥10分。

总胆红素、白蛋白两个指标的评估很简单,只需将肝功能化验单上对应的数值找出对应即可,根据区间范围积不同的分值。如白蛋白25g/L(<28g/L),积3分。凝血酶原时间延长这一指标需要用凝血功能中的"凝血酶原时间"减去正常参考值上限,得到的差值即延长时间;根据差值是否<4、4~6、>6,分别积1分、2分、3分。肝性脑病,简单来说是一种由肝功能较差导致的神经精神异常。没有任何精神异常即可认为无肝性脑病,积1分;有轻度认知障碍、计算力异常、行为错乱、言语不清,认为是1~2级肝性脑病,积2分;出现嗜睡、意识模糊甚至昏迷,则认为是3~4级肝性脑病,积3分。对于腹水这一指标的评估也较为简单:没有腹水积1分;没有腹胀的感觉,但超声显示腹水深度<3cm,为轻度腹水,积2分;有腹胀的感觉,腹部膨隆,超声显示腹水深度>3cm,为中至重度腹水,积3分。

根据每个指标的水平,得到5个分值,相加后的总分就是最终的得分。

需要注意的是,肝功能并不是一成不变的,即使是A级肝功能,如果反复承受感染、消化道出血等打击,肝功能也会不断衰退;反之,虽然是C级肝功能,但经过积极治疗,部分患者甚至能逆转为A级肝功能。

■ 肝硬化腹水是怎么回事?

腹水是肝硬化患者最常见的并发症之一,肝硬化腹水主要是由肝脏变硬后门静脉血流受阻、门静脉高压、钠水过量潴留、血浆胶体渗透压降低导致的。

正常状态下,人体腹腔内有少量液体(一般少于200mL),对肠道蠕动起润滑作用。任何病因导致腹腔内液体量增加,超过200mL时,即为腹水。临床表现为弥漫性腹部膨隆及相应的原发疾病症状。

■ 患者如何了解自身的腹水量?

很多患者深受腹水的困扰。腹水不仅影响患者的外在形象,还会伴随着明显的腹胀、憋气症状,更重要的是,它与肝肾综合征、原发性腹膜炎等肝硬化的严重并发症密切相关,威胁着患者的生命安全。

那么,我们对腹水量的多少是如何评估的呢?

腹水可以分为1级(少量)、2级(中量)、3级(大量)3个等级。

1 1级或少量腹水是指只有通过超声检查才能发现的腹水,患者一般没有任何腹胀的感觉。超声显示腹水深度<3cm。

2 2级或中量腹水是指患者常有中度腹胀,家属也可以发现患者有对称性的腹部膨隆。超声显示腹水深度为3~10cm。

3 3级或大量腹水时,患者的腹胀症状会非常明显,家属可以看见患者的腹部非常膨隆,甚至出现脐疝;超声显示腹水占据全腹腔,深度>10cm。

■ 利尿药的效果如何评价?

利尿药是治疗肝硬化腹水的主要方法,但是每个人对利尿药的反应都不太一样,不同的人根据病情及治疗反应需要不同的药物和剂量。那么,如何知道服用的利尿药治疗效果好还是不好呢?

一般来说,利尿药的治疗反应分为3类:显效、有效及无效。而评价方法包括3个指标:24小时尿量、下肢水肿及腹围。

▶▶ 以24小时尿量来评价:显效是指尿量较治疗前增加超过1000mL;

有效是指尿量较治疗前增加500~1000mL;无效是指尿量较治疗前增加不足500mL。

▶▶ 以下肢水肿来评价:一般选择双足中水肿程度较重的一侧,检查部位选择胫骨嵴或足背。显效是指完全看不到压痕,没有水肿;有效是指可见压痕,轻度水肿;无效是指明显压痕,重度水肿。

▶▶ 以腹围来评价:患者平卧,从脐部的位置水平绕腹一周测定腹围。显效是指治疗后腹围减少2cm以上;有效是指腹围减少0~2cm;无效是指没有减少甚至有所增加。

服用利尿剂后显效、有效的患者要注意监测电解质变化,保证用药安全,并随着病情好转准时复诊,根据病情好转的情况调整治疗方案。服用利尿剂无效的患者则应及时再次就诊,不要贻误病情。

不过,控制腹水除了科学服用利尿药物外,改善肾功能、纠正低蛋白血症是利尿药效果良好的前提,若合并感染,则治疗的关键是及时抗感染。

■ 腹水有哪些治疗方法?

在一般治疗的基础上,可采用以下方法。

限制钠、水摄入

必须限制钠盐,每天摄入1.2~2.0g,或无盐饮食;一般每天摄入水1000mL左右,如有高容量性低钠血症,应每日限水500mL。

利尿剂

螺内酯和呋塞米(速尿)是最常用的药物,使用两者的剂量比例为5:2,螺内酯的最大剂量为400mg/d,呋塞米的最大剂量为160mg/d。利尿治疗以每天减少体重不超过0.5kg为宜。

输注白蛋白

每周定期少量、多次静脉输注新鲜血液或白蛋白,有利于恢复肝功能,提高血浆胶体渗透压,促进腹水消退。

难治性腹水的治疗

▶▶ 放腹水加输注白蛋白。每天或每周可放腹水 4000~6000mL,加输注白蛋白40g,或1次放腹水 10 000mL。

▶▶ 腹水浓缩回输。放腹水 5000~10 000mL,通过浓缩处理为500mL,再静脉回输。容易发生感染发热和电解质紊乱。禁忌回输感染性腹水。

▶▶ 外科采用胸导管-颈内静脉吻合术,减少肝淋巴液漏出。

▶▶ 经颈静脉肝内门体分流术。创伤小,安全性高,也适用于食管静脉曲张破裂大出血,但易诱发肝性脑病。

■ 什么是肝性脑病? 患上了肝硬化就一定会患肝性脑病吗?

肝硬化晚期要警惕肝性脑病(HE)。肝性脑病又称肝性昏迷,是指严重肝病引起的、以代谢紊乱为基础的中枢神经系统功能失调的综合征,其主要临床表现是意识障碍、行为失常和昏迷。肝性脑病有急性与慢性之分。

患上肝硬化不一定会患肝性脑病。肝性脑病是在某些因素的诱发下出现的,常见的诱因如下。

1 上消化道出血是最常见的诱因。大量血液在肠道内分解形成氨或其他具有神经毒性的物质,肠道吸收后诱发肝性脑病。

2 摄入过多的含氮物质,如饮食中蛋白质过多,口服铵盐、蛋氨酸等。

3 水电解质紊乱及酸碱平衡失调,大量放腹水及利尿导致电解质紊乱、血容量降低与缺氧,可导致肾前性氮质血症,使血氨增高。进食少、呕吐、腹泻、排钾利尿药、继发性醛固酮增多及腹水等,均可能导致低钾性碱中毒,从而促进氨(NH_3)透过血脑屏障进入脑内。

4 缺氧与感染促进组织分解代谢,从而增加产氨,缺氧与高热则增加氨的毒性。

5 便秘使含氨、胺类和其他有毒衍生物与结肠黏膜的接触时间延长,有利于毒物吸收。

6 安眠药、镇静剂、手术麻醉及手术均会增加肝、肾和脑的负担。镇静安眠药可直接抑制大脑,同时抑制呼吸中枢,造成缺氧。

■ 怎样避免肝性脑病的发生?

要想避免肝性脑病的发生,需要注意以下5点。

1 避免进食粗糙、坚硬的食物,应以低脂、易消化、富含维生素的食物为主;限制动物蛋白的摄入,多食用植物蛋白。

2 适当放腹水,合理使用利尿药。

3 为避免感染,应该保持病室清洁、空气流通,加强口腔、皮肤护理,保持呼吸道通畅,预防感染。

4 保持大便通畅是预防肝性脑病发生的重要措施之一。便秘者可口服或鼻饲25%~33%的硫酸镁20~30mL或乳果糖,每次15mL,每天2~3次,以维持大便稀软。严重者可用生理盐水或弱酸性液保留灌肠,以维持肠道酸性环境,阻止肠道对氨的吸收。禁用碱性液及肥皂水灌肠。

5 避免使用安眠药、镇静剂,对于手术也应该慎重。

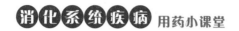

■ 肝硬化有了并发症怎么办?

除了腹水和肝性脑病,肝硬化还包括如下并发症。

上消化道出血

上消化道出血是肝硬化最常见的并发症,肝硬化引起上消化道出血的原因通常有食管静脉曲张破裂出血、肝源性溃疡、门静脉高压性胃病、急性胃黏膜病变、反流性食管炎等。

临床表现为呕血、黑便,以及失血性周围循环衰竭,包括面色苍白、手脚冰冷、四肢出汗等。失血过多,更会引起晕厥、休克,甚至危及生命。

所以,肝硬化患者在生活中要注意监测是否有出血倾向,如牙龈出血、黑便等,并且饮食方面注意食用易消化的食物,避免刺激性食物和其他刺激因素。

门静脉血栓形成(PVT)

目前门静脉血栓的形成原因并未查明,但临床上已经进展为肝硬化的患者常伴有门静脉血栓。门静脉血栓也可能是导致肝硬化的原因之一。对于伴有门静脉血栓的肝硬化患者,应注意门静脉高压,超声和CT都有助于诊断。

感染风险增加

由于存在肝功能损伤,肝脏附近的免疫系统不能正常运行,这导致患者感染的风险显著提升,包括自发性腹膜炎、肠道感染等,如有发热、腹泻等症状,要及时就诊。

原发性肝癌

肝功能损伤除了会导致免疫系统的异常,也会导致原癌基因与抑癌基因的表达失衡,而这种失衡的直接结果就是导致原发性肝癌。如果患者已经进展为肝癌,应保持积极的态度配合治疗。

■ 胃食管静脉曲张内镜下治疗后饮食应如何选择?

胃食管静脉曲张内镜下治疗,主要包括肝硬化合并食管静脉曲张内镜下套扎治疗,和肝硬化合并胃底静脉曲张内镜下聚桂醇-组织胶-聚桂醇三明治治疗等。

接受过肝硬化合并食管胃静脉曲张内镜下治疗的患者或其家属总会有关于饮食选择的疑问。下面我们就来介绍内镜治疗术后怎样吃才安全。

内镜手术当天,禁食、水24小时。但医生会为患者静脉输注一些营养物质,如葡萄糖、脂肪乳、氨基酸等,保障患者的能量平衡。

内镜手术24小时以后,可以开始进食流质饮食。

什么样的食物算"流质饮食"?

流质饮食即食物完全呈流动及液体的状态,极易消化吸收,如常见的清米汤、藕粉、蔬菜汁及过滤的果汁、肉汤等,每餐液体量为200~250mL,可以少量多餐,每日6~7次。

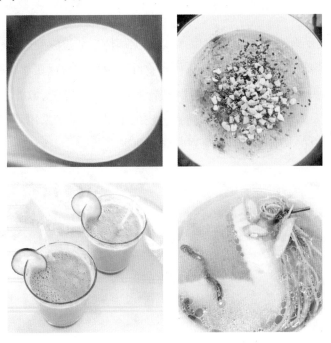

什么样的食物算"半流质饮食"?

进行流质饮食2~3天后,可以进食半流质饮食。半流质饮食介于软食和流质饮食之间,食物性状通常为半流动状态,比软食更易消化和吸收,比流质饮食营养成分及营养密度更高,如米粥、龙须面、肉末碎菜粥、鸡蛋羹、烂菜泥等。

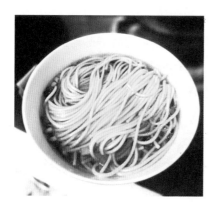
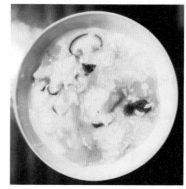

什么样的食物算"软食"?

患者接受内镜手术14天以后,可以根据病情逐渐过渡到进食软食。

软食需要在烹调过程中注意,使食物纤维少、质地软、便于咀嚼、易于消化,包括馒头、挂面、包子、荷包蛋、豆腐、经过烹调的肉丁、嫩叶类及茄果类的蔬菜,以及橘子、西瓜、葡萄、草莓、去皮的苹果等,尽量采用炖、煮、蒸等方法,保证食物在下咽过程中不会划破静脉曲张。

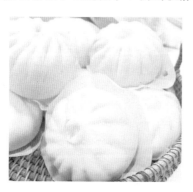
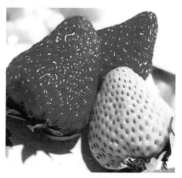

温馨提示：

食管静脉曲张套扎术后7~14天，处于"脱圈期"，胃底静脉曲张组织胶聚桂醇治疗术后1个月，进入"脱胶期"，这两个时期要格外注意。进食宜软、宜烂、宜慢，可以辅助应用料理机、破壁机等，做一些软烂而又营养物质均衡的食物。

当然，不同患者食管胃静脉曲张的具体情况都不同，医生会根据患者病情提供个体化建议，这样，胃镜术后的"饮食关"才能平稳度过。

■ 如何避免肝癌的发生？

我国是肝癌大国，其高发病率与肝炎病毒、黄曲霉菌等病原微生物的暴露密切相关，此外，肝癌的发生和发展也与很多可改变的危险因素，包括吸烟、饮酒、高热量高脂肪食物摄入（如小龙虾、烧烤等刺激性食物）、久坐不动的生活方式等息息相关。如果患者存在乙肝风险，则需要进行乙肝病毒DNA（HBV DNA）检测，如果HBV DNA高于2000IU/mL，则需要采取抗病毒治疗，定期复查HBV DNA；如果患者存在丙肝风险因素，需要检测丙肝病毒RNA（HCV RNA），如果结果呈阳性，需要尽快进行丙肝抗病毒治疗；同时不要熬夜，不要吃发霉的食物。

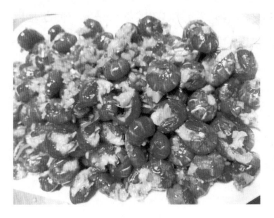

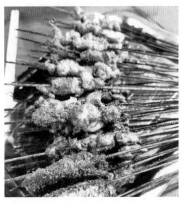

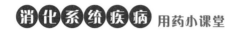

■ 影像检查种类那么多,应该怎么选?

原发性肝癌是我国第4位常见的恶性肿瘤,也是很多患者最担心的疾病。近几年,肝癌的诊治技术日新月异,新的诊疗手段不断涌现,怎样才能利用最新的医学手段更好地打赢肝癌(此处特指肝细胞癌)"阻击战"呢? 我们将在本部分进行介绍。

影像检查各有各的特点,并不能简单地归结为哪一种是最优解,巧妙地让它们优势互补、全面评估患者的状态才是最佳选择。

超声检查

超声检查便捷、实时、无创、无放射性且价格相对便宜,是最常用的肝脏影像学检查方法,可以相对早期、敏感地发现肝内占位,初步判断病灶的良恶性质。如果应用超声造影检查,则可以进一步鉴别病灶性质。

CT和MRI检查

如果超声检查发现了肝内有异常的占位性病变或者甲胎蛋白水平升高,可以选择动态增强CT、多参数的MRI,它们是这类患者进一步明确诊断的首选影像学检查方法。

CT检查由于其薄层处理后有较高的空间分辨力,可以进行后期处理血管三维重建,并评估肝脏体积、肿瘤体积,因此更有利于展示病灶的全貌,并可用于评估肺、骨骼等其他脏器有无转移。当然,CT的缺点是辐射问题难以避免,不过,随着CT设备的升级,辐射的剂量也在逐步降低。

多参数MRI没有辐射问题,并且因为其可以多方位、多序列、多参数成像,可以更好地发现并诊断直径≤2cm的肝癌,所以相比动态增强CT可以更好地评估肿瘤是否侵犯了门静脉、肝静脉及腹腔淋巴结。当然,MRI也有缺点,例如,对骨质和钙化性病变的显示较差,身体里的金属异物会干扰成像,检查时间较长(CT扫描仅需 3~5 分钟,而MRI检查至少需要 10~30 分钟,不适合急症患者)等。

数字减影血管造影

数字减影血管造影(DSA)是一种微创检查,并不常用于肝癌的诊断,更多的是应用于肝癌的经导管动脉栓塞化疗(TACE)治疗或肝癌自发破裂的止血治疗。不过,当病灶过于"狡猾",良恶性鉴别过于困难时,数字减影血管造影过程中的锥形束CT(CBCT)就可以应对该问题——经肝动脉或动脉门静脉造影锥形束CT可精准鉴别出恶性病变。

PET/CT

PET/CT是一种全身显像的检查方法,可以通过一次检查全面评估有无淋巴结及远处器官转移。不过,需要注意的是,PET/CT对肝癌诊断的敏感性、特异性有限,只推荐作为其他影像学检查的辅助和补充,但在肝癌明确诊断后可以,PET/CT更好地对肝癌进行分期及疗效评价。

■ 肝癌的治疗方式有哪些?

大部分原发性肝脏肿瘤是肝细胞癌,其余的多为胆管细胞癌。肝细胞癌通常发生于慢性肝病患者,特别是肝硬化或乙型肝炎病毒慢性感染的患者。多数患者往往到疾病晚期才得到诊断,确诊后患者的中位生存期为6~20个月。虽然手术切除是主要的治疗方法,但大多数患者由于肿瘤范围或潜在的肝功能障碍而不适宜手术。

随着医疗手段的进步和新药的研发,越来越多的治疗方法可供选择,包括肝移植、射频消融、经动脉化疗栓塞、放射栓塞、放疗和立体定向放疗,以及药物治疗(包括全身性化疗、分子靶向治疗及近几年发展非常迅速的免疫治疗)。治疗方法的选择取决于疾病范围及基础肝脏疾病的严重程度,如果可以进行多学科评估,则可获得更全面的诊疗方案。

对于不可切除的晚期肝细胞癌患者,若不适合局部区域治疗且肝功能较好,则一般采取全身性药物治疗。

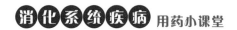

■ 影响肝癌治疗方案制订的全身状况如何评估?

随着医疗水平的进步,原发性肝癌(肝细胞肝癌)的诊疗手段日益丰富,手术、经导管动脉栓塞化疗(TACE)、消融、系统抗肿瘤等治疗方法可以以多种形式进行单独或组合应用,让患者最大限度地延长生存时间,提高生活质量。但是,在采取所有治疗方法之前,医生经常会进行全身状况评估,这与肿瘤的大小、数量、是否转移都没有直接关系,却可以为肝癌治疗的方案定下基调。没有良好的全身状况,患者就将与绝大部分治疗方案失之交臂。

既然它这么重要,那么患者能不能自己做到心中有数呢? 当然可以! 本部分就帮大家解决这个问题。

患者的体力活动状态(PS)通常采用"5分法"进行评估。

0分	活动能力完全正常,与起病前活动能力无任何差异。
1分	能自由走动及从事轻体力活动,包括一般家务或办公室工作,但不能从事较重的体力活动。
2分	能自由走动及生活自理,但已丧失工作能力,日间不少于一半时间可以起床活动。
3分	生活仅能部分自理,日间一半以上时间卧床或坐轮椅。
4分	卧床不起,生活不能自理。
5分	死亡。

一般来说,肝癌患者无论是局部治疗,还是系统抗肿瘤治疗,都要求PS评分为0~2分。如果为3~4分,则应多进行舒缓治疗、对症支持治疗。如果患者条件允许,肝移植治疗也是可以进行的。

■ 中晚期肝癌患者还能接受手术吗?

曾经,中晚期肝癌患者手术后的总体生存期并不令人满意,所以这部分患者也往往被认为不具备接受根治性手术治疗的机会。可是,近年来,系统抗肿瘤及综合治疗技术取得了极大的进步,通过多种治疗方案的整合,很多中晚期肝癌患者获得了接受根治性手术切除的机会,延长了总体生存时间。这种将不可切除的肝癌转化为可切除肝癌的治疗方式称为"转化治疗"。

针对肿瘤本身进行的转化治疗方案一般有两种方式:

1 系统抗肿瘤治疗的单独或联合应用。例如,阿替利珠单抗+贝伐珠单抗、信迪利单抗+贝伐珠单抗类似物,以及口服靶向药物仑伐替尼、索拉非尼、多纳非尼与免疫检查点抑制剂(如卡瑞利珠单抗、替雷利珠单抗)单药或联合应用等。

2 局部治疗。例如,经肝动脉化疗栓塞术、肝动脉灌注化疗术、放射治疗等局部治疗的单独或联合应用,以及局部治疗与系统抗肿瘤治疗药物进一步联合。

肝癌患者接受手术治疗的一个前提是手术切除后残余肝体积仍足够。但是,如果残余肝体积不足怎么办呢? 有一部分患者可以通过医学手段,把不足的部分"补足",这种转化治疗方案一般也有两种方式:

(1)经门静脉栓塞肿瘤所在半肝,使剩余肝脏代偿性增生后再切除肿瘤。但是这种转化方案需要肝脏增生的时间较长,为4~6周,20%以上的患者因为肿瘤进展或者增生后肝脏体积仍然不足而未能获得手术机会。

(2)联合肝脏分隔和门静脉结扎的二步肝切除术(ALPPS),简单来说,ALPPS是将肝脏切除分为两次手术、两个阶段来实施。在第一次手术时,将肝脏分为预计切除部分和预计保留部分,在两者之间离断肝组织,并将预计切除侧的门静脉分支(肝脏主要的营养血管)结扎。这样操作可以使预计保留侧的肝脏迅速增大。在第一次术后的1~2周行第二次手术,将病灶侧肝脏彻底切除。ALPPS可以在短期内快速诱导余肝增生,减少了肿瘤进展的风险,但也存在短期内两次手术创伤及二期手术失败的可能。

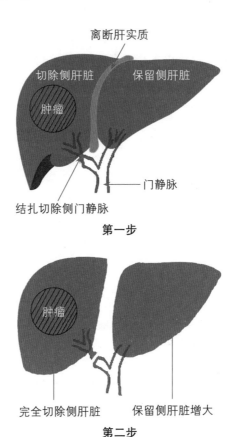

离断肝实质

切除侧肝脏　保留侧肝脏

肿瘤

门静脉

结扎切除侧门静脉

第一步

肿瘤

完全切除侧肝脏　保留侧肝脏增大

第二步

■ 靶向药发生耐药怎么办?

更换靶向药

更换靶向药是目前最常用的治疗手段之一。虽然患者对这类靶向药出现了耐药情况,但不代表对于其他类型的靶向药也存在耐药情况。

进行免疫治疗

除了选择靶向药以外,患者也可以选择免疫治疗,因为免疫治疗作用于免疫微环境,和肿瘤细胞的突变类型关系不大,仅和PD-1或者PD-L1的基因表达有关,所以,只要PD-1或者PD-L1的基因表达符合免疫治疗的条件,那么出现耐药的患者就可以进行免疫治疗。

联合治疗

既然单药治疗效果不好,就可以考虑进行联合治疗,或许能获得较好的治疗效果。例如,仑伐替尼、索拉非尼等属于抗血管生成类靶向药,可以"修剪"肿瘤细胞内部的血管走向,使之正常化,打破肿瘤外部的壁垒,开启通往肿瘤内部各个位置的"血管大门",这样就利于其他药物进入血管内部,更好地发挥杀灭肿瘤的作用,这样就起到了"1+1>2"的效果。目前靶向联合局部治疗、双免疫、免疫联合化疗等联合治疗方案也是肝癌患者出现耐药以后可供选择的方案。

■ 抗肝细胞癌药物的使用须知有哪些?

仑伐替尼的合理使用

▶▶ **怎么吃?**

(1)口服。本品应在每天固定时间服用,空腹或与食物同服均可。

(2)本品应整粒吞服,也可以将本品(不能将其打开或压碎)与一汤匙水或苹果汁在玻璃杯中混合,形成混悬剂。胶囊必须在液体中停留至少10分钟,搅拌至少3分钟以溶解胶囊壳,然后吞服混悬剂。饮用后,必须将相同量的水或苹果汁(一汤匙)加入玻璃杯中,搅拌数次,然后喝完玻璃杯中所有的液体。

▶▶ **服用期间需要注意什么?**

(1)定期监测血压,如果血压升高,应联系医生。

(2)出现心脏功能障碍的症状,立即停止服药,并联系医生。

(3)有出血或严重出血症状时,及时联系医生。

▶▶ **服用后可能出现哪些不良反应? 怎么防治?**

(1)可能引起腹泻。多喝水,保证身体中有足够的水分。

(2)有低钙血症的风险。可能需要补充钙剂。

(3)可能出现乏力症状。甲状腺功能减退是引起乏力重要因素之一,因此,在初次用药前应检测甲状腺功能,在接受安罗替尼治疗时应密切检测甲状腺功能减退的症状和体征,治疗期间若发生甲状腺功能减退,建议前往内分泌科就诊。

(4)可能出现伤口愈合迟缓的症状。应提前将手术计划告知医生。

索拉非尼的合理使用

▶▶ **怎么吃?**

口服给药,以温水送服。饭前至少1小时,或饭后2小时服用。每日两次,空腹或伴低脂、中脂饮食服用。

▶▶ **在什么情况下禁用?**

(1)有严重过敏症状的患者禁用。

(2)索拉非尼与紫杉醇和卡铂联合方案禁用于肺鳞状细胞癌患者。

▶▶ **在什么情况下不适用?**

药物对胎儿可能产生危害,包括严重畸形、发育障碍,甚至导致胎儿死亡,妊娠期尽量避免使用。

▶▶ **服用期间需要注意什么?**

(1)有胸痛发作、心脏缺血或充血性心力衰竭的症状,应及时向医生报告。

(2)治疗期间,尤其是前6周内可能会出现高血压,应定期监测血压。

▶▶ **服用后可能出现哪些不良反应?怎么防治?**

(1)会增加出血风险,特别是与华法林同用时。有出血事件应及时报告;远离尖锐物体,使用软毛牙刷,使用电动剃须刀代替手动剃须刀,避免剧烈咳嗽,不要用力擤鼻涕,避免用力排便,如有便秘需与医生确认后再使用轻泻药。

(2)可能发生手足皮肤反应和皮疹。注意皮肤护理,经常在手足部位使用保湿软膏,避免皮肤刺激(如香水、酒精、强力清洁剂);睡觉时穿戴棉布袜子或手套,以增强软膏的吸收;避免穿过紧或不合身的衣服和鞋子。尽可能减少皮肤排汗,如有汗可用毛巾轻拍使皮肤干燥(不要揉搓)。

安罗替尼的合理使用

▶▶ 怎么吃？

每天1次，早餐前口服，连续用药2周停药1周，用药期间如果出现漏服，确认距下次用药时间<12小时时，不再补服。

▶▶ 在什么情况下禁用？

(1)对本品任何成分过敏者应禁用。

(2)中央型肺鳞状细胞癌或具有大咯血风险的患者禁用。

(3)重度肝肾功能不全患者禁用。

(4)妊娠期及哺乳期女性禁用。

▶▶ 与其他药物或食物同时使用时，需要注意什么？

(1)避免与柑橘、阳桃、葡萄柚和葡萄汁等影响细胞色素P450活性的食物合用。

(2)避免与CYP1A2和CYP3A4/5诱导剂/抑制剂合用。例如，孟鲁司特、奥美拉唑、莫雷西嗪、环丙沙星、依诺沙星、利福平、利福布汀、利福喷汀、地塞米松、苯妥英、卡马西平，或苯巴比妥、酮康唑、伊曲康唑、克拉霉素、伏立康唑等。

▶▶ 服用期间需要注意什么？

(1)定期监测血压，如果血压升高，出现头晕头痛症状时，应联系医生。

(2)有出血或严重出血症状时，及时联系医生。

(3)有气胸风险，出现胸痛或呼吸困难，须立即就医。

▶▶ 服用后可能出现哪些不良反应？怎么防治？

(1)可能引起声音改变。应避免大声说话和食用刺激性食物。

(2)可能出现皮炎，或剥落、水疱、出血、肿胀、角化过度等手足皮肤反应。应加强皮肤护理，保持皮肤清洁，避免压力或摩擦，可使用含尿素或类固醇成分的乳液护理。

(3)可能出现口腔问题。应保持口腔清洁，注意均衡营养，避免食用辛辣食物，禁烟酒，禁用含乙醇的漱口水，必要时可到口腔科就诊。

多纳非尼的合理使用

▶▶ **怎么吃？**

空腹口服,每日两次,以温水送服,建议每日固定时间服药。

▶▶ **在什么情况下禁用？**

(1)过敏者禁用。

(2)有活动性出血、消化道溃疡、严重肝功能不全者禁用。

▶▶ **服用期间需要注意什么？**

(1)定期监测血压、血糖。

(2)服药期间出现头晕乏力,禁止驾驶或高空作业。

▶▶ **服用后可能出现哪些不良反应？ 怎么防治？**

(1)出现手足皮肤反应。应加强皮肤护理,保持皮肤清洁,避免压力或摩擦,使用润肤霜或润滑剂、维生素软膏护理。

(2)为防止夜间无意识的搔抓皮肤,患者应勤修剪指甲,建议入睡前戴全棉、柔软、稍宽松的手套。男性患者建议使用电动剃须刀代替普通剃须刀,以免划伤。

(3)可能出现蛋白尿。应注意蛋白质的补充。

(4)治疗期间减少饮酒,并常规监测肝功能。

(5)可能引起腹泻。建议低纤维饮食,多饮水。

其他抗肝细胞癌药物的合理使用

▶▶ **使用卡瑞利珠期间需要注意什么？**

(1)可能出现反应性毛细血管增生。当皮肤或口腔黏膜等处出现红色斑片时,应避免抓挠或摩擦,避免出血。出血时可采用局部压迫止血方法,并到皮肤科就诊。

(2)出现腹痛、腹泻、黏液便或血样便,可能是用药引起的免疫相关性腹泻或结肠炎,应永久停药,及时就医。

(3)注意监测血压、血糖、肝肾功能。

（4）可能出现疲劳乏力等不良反应，驾驶、高空作业或操作机器期间慎用。

（5）用药导致的白细胞或中性粒细胞减少会有感染的风险。注意室内通风，勤洗手，外出时佩戴口罩，尽量避免到人员密集的地方，避免接触咳嗽或者发热等有感染风险的人，不要与他人共用食物、杯子、餐具或其他日用品，保持口腔卫生及皮肤清洁，避免造成皮肤破损，食用肉类和蛋类前要将其煮熟，认真清洗水果和蔬菜，接种流感疫苗。

▶▶ **使用阿替利珠期间需要注意什么？**

（1）可能有恶心、呕吐等胃肠道反应。卧床患者如出现恶心呕吐情况，采取侧卧位，注意将头偏向一侧，避免误吸导致窒息。

（2）饮食原则上应少食多餐。选择易消化的食物，控制食量，避免辛辣刺激性食物，不吃过冷、过热的食物，偏酸的水果可缓解恶心。

（3）可能出现腹泻。腹泻时应当避免全麦谷物类食物，包括全麦或粗粮面包、全麦谷物麦片、糙米或全麦面条、高纤维饮食。适当限制水果蔬菜的摄入，特别是果皮，以及过热过冷的饮品（尤其是葡萄柚汁）。

（4）积极预防口腔黏膜炎症问题。洁净的口腔环境可有效减少因黏膜损伤引起感染的概率。每日晨起、三餐后及睡前漱口。谨慎使用含乙醇的漱口水，可使用生理盐水常规漱口。

（5）营养不良会导致口腔黏膜病变，注意补充蛋白质、维生素E。

▶▶ **使用纳武利尤期间需要注意什么？**

（1）多喝水，采取少量多次饮水的方法，以避免肾损伤。

（2）加强运动，控制体重，根据自己的身体情况安排活动。每日午睡时间不要超过30分钟，避免影响夜间睡眠质量，进而由于睡眠不佳引起血压升高。限制饮酒，减少盐的摄入，并制订合理的饮食计划。

（3）发生腹泻时应少量多餐，以清淡易消化的优质蛋白食物为主，适当饮用果汁、淡盐水等补充水和电解质，避免进食纤维多、油腻、辛辣刺激性食物。

（4）用药导致免疫抑制，应避免吸烟，积极防范感染，保证充足休息。

（5）发生皮疹时，外出应尽量减少皮肤暴露，避免阳光直射，可减轻瘙痒。每日用温水及柔软毛巾轻擦皮肤，保持皮肤清洁。瘙痒时可用指腹轻拍皮肤，忌抓挠，以免导致皮肤破损。禁用肥皂水、乙醇、香水或薄荷醇等刺激皮肤。

▶▶ **使用帕博利珠期间需要注意什么？**

（1）可能出现皮肤瘙痒、皮疹。保持皮肤清洁，忌用碱性肥皂擦洗双手，忌食辛辣刺激性食物，避免抓破皮肤引起继发感染。

（2）饮食上食用清淡易消化的食物，忌粗纤维、有刺激性食物，可预防腹泻。保持肛周皮肤清洁，使用吸水性佳的便纸。

（3）定期检查血压、血糖、甲状腺功能。

■ 肝病患者节日期间该如何保护肝脏健康？

节日期间，饭菜难免丰盛，几乎家家户户的餐桌上都堆满了禽肉、蛋类、海鲜等。一次性摄入过多的高蛋白食物会导致血液中氨浓度升高，一旦超过肝脏的代谢水平，就有可能诱发"肝性脑病"，出现神志不清甚至昏迷的症状。

肝硬化合并食管胃底静脉曲张的患者容易出现静脉曲张破裂出血，切记避免暴饮暴食，避免食用辛、辣等刺激性食物，保证食物的软、烂，避免进食干果、油炸、富含粗纤维、不易消化的食物。如果突然出现呕吐鲜红色、暗红色、咖啡样液体或者血便、黑便的情况，很有可能就是发生了食管胃底静脉曲张破裂出血，一定要及时就诊。同时，一定注意不能停药，严格禁酒，避免熬夜。

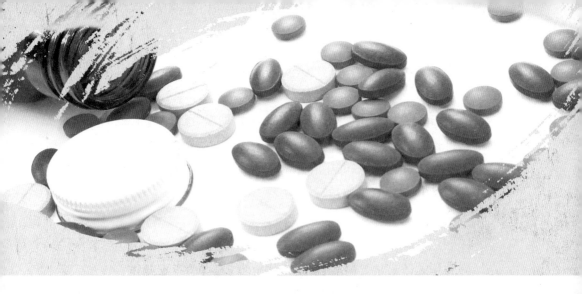

第三章　中西药对肝脏的影响

■ 保肝药可以随便吃吗?

我们常说的保肝药是指能够改善肝脏功能、促进肝细胞再生、增强肝脏解毒能力的药物,简而言之,就是对肝脏具有保护作用的药物,能帮助降酶、褪黄,帮助肝功能恢复正常。由于大众对于保肝药的"神化",保肝药已经成为"畅销"药品,很多人在熬夜、喝酒、体检前都会吃保肝药,美其名曰"提前保肝"。据悉,2020年我国保肝药市场规模已达百亿之巨,但殊不知,这样擅自应用的做法不一定是保肝,反而容易伤肝。

肝脏是我们身体里以代谢功能为主的一个重要器官,它除了参与人体内葡萄糖、蛋白质、脂肪的代谢,也是人体主要的解毒器官,进入人体的药物基本需要通过肝脏进行代谢分解,因此也在无形中增加了肝脏的负担,甚至引起肝损伤,这也是临床中"药物性肝损伤"的主要原因。正因为目前大众对保肝药存在认知误差,所以很多人认为保肝药可以多吃,除了常吃、乱吃的现象之外,还有私自加量多吃的情况,这种情况更容易加重肝脏负担。我国《药物性肝损伤诊治指南》中并不推荐多种保肝抗炎药物联合应用。

发现肝功能异常以后首先要做的是明确病因。常见的引起肝功能异常的原因包括病毒性肝炎、酒精性肝病、非酒精性脂肪性肝病、自身免疫性肝炎等,应根据不同的病因进行治疗,由医生帮助患者选择保肝药物,而不是患者擅自服用保肝药物。

保肝药物虽好,切不可乱用,预防使用亦不可取,需严格遵照医嘱及药师的药物服用指导,合理服用。

■ 哪些中草药可以养肝、护肝?

肝脏是人体最重要的器官,是人体解毒、排毒的重要载体。日常生活中,嗜酒、高脂饮食、不良睡眠习惯等都可能导致肝脏受到损伤,引起脂肪肝、肝炎、肝硬化等疾病。因此,我们平时要养成良好的生活习惯,还可以在医生的指导下服用一些中药以养肝、护肝。但是养肝、护肝的中药都有哪些呢? 只有明确了这些中草药的药理,才能对症下药。

枸杞

枸杞味甘,性平,功能滋补肝肾,益精明目。药理研究认为,枸杞中的有效成分能够提高肝功能,促进肝细胞新生。此外,枸杞中

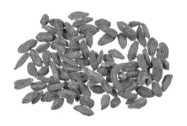

含有的甜茶碱能够防止肝脏内脂肪堆积,经常服用就可以起到预防脂肪肝的效果。

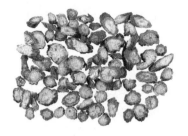

丹参

丹参具有活血化瘀、通络止痛的作用。近年来的研究发现,丹参能改善肝内微循环,降低血液黏度,特别是降低甘油三酯。

白茅根

白茅根的功效和作用是清肝解毒,适当服用白茅根可以消除黄疸和解酒毒,同时还能提高肝脏细胞的自我修复能力和吸收能力,因此

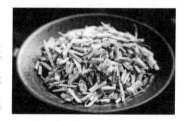

也是一种不可错过的养肝、护肝药物。

红枣

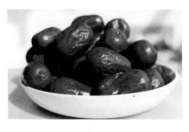

红枣不仅是一种深受人们喜爱的食品，也是一味常用的中药。中医很早就有用红枣组方的"养肝汤"来养肝排毒的方法。红枣内含有三萜类化合物，可以抑制肝炎病毒的活性。此外，红枣还能提高体内单核吞噬细胞系统的吞噬功能，有保护肝脏、增强免疫力的作用。另外，一些慢性肝病患者的体内蛋白相对偏低，而红枣富含氨基酸，有利于蛋白质的合成，可以防止低蛋白症状的出现，达到健脾养肝的目的。

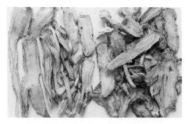

当归

当归入肝、心、脾三经，具有益气补血、活血止痛的功效。现代研究表明，当归能够减轻肝细胞变形坏死，促进肝细胞再生，抑制肝纤维化，因此是一种不可错过的养肝、护肝药物。

五味子

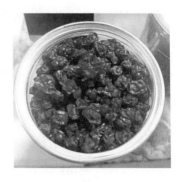

五味子中富含多种活性成分，具有保护肝细胞膜、抗脂质过氧化、促进蛋白质生物合成和肝糖原生成等作用，可以帮助促进损伤的肝细胞的修复，抑制肝细胞病变。另外，五味子还可以增强肝脏的解毒功能，保护肝脏免受毒害，并能使因为滥用酒精、药物或因肝炎而受损的肝脏组织再生。

中药复方制剂中的药物会相互作用，中草药的剂量、配伍、剂型和服用方法不当也会引起肝损伤。因此，患者最好在医生的辨证指导下服用中药，以避免产生不良反应。

■ 肝胆湿热的预防与调理方法有哪些?

胆湿热指湿热之邪蕴结肝胆的病证,多由外感湿热之邪,或嗜酒、过食肥甘辛辣、湿邪内生、郁久化热所致,或脾胃运化失常、湿浊内生、蕴而化热、阻遏肝胆而成。证见胁肋胀痛、灼热、腹胀厌食、口苦泛恶、小便短赤或黄、大便不调,或身目发黄、舌偏大、舌红苔黄厚而腻、脉弦数等。治宜清利肝胆湿热。

中药治疗湿热一般要分清湿重和热重。湿重以化湿为主,可选用六一散,或三仁汤、平胃散;热重以清热为主,可选用连朴饮、茵陈蒿汤,甚至葛根芩连汤。此外,因热往往依附湿而存在,所以,应注意起居环境的改善和饮食调理,不宜暴饮暴食、酗酒,少吃肥腻食品、甜味品,以保持良好的消化功能,避免水湿内停或湿从外入,这是治疗湿热的关键。

其实,肝胆湿热可以通过日常行为加以预防,下面就向大家推荐一些方法。

起居调理

湿热体质以湿热内蕴为主要特征,日常生活中要养成良好的生活习惯。不要长期熬夜,或者过度疲劳。要保持二便通畅,防止湿热郁聚。注意个人卫生,预防皮肤病变。居室环境宜通风清洁,清爽舒适。改正不良嗜好,如戒烟、限酒。

运动锻炼

湿热体质是以清浊内蕴、阳气偏盛为主要特征的体质状态,适合通过做高强度、大运动量的锻炼进行预防,如中长跑、游泳、爬山、各种球类、武术等,可以消耗体内多余的热量,排泄多余的水分,达到清热除湿的目的。也可将力量训练和中长跑结合进行锻炼。

药物保健

从临床辨证分型来看,湿热体质又可分为湿重于热、热重于湿和湿热并重。湿重以化湿为主,常用药如滑石、生甘草、杏仁、薏苡仁、白蔻仁、白茅根等。热重以清热为主,可选用金银花、蒲公英、野菊花、紫地丁、黄芩、黄连、葛根等。以上药物均须在医生的指导下使用。

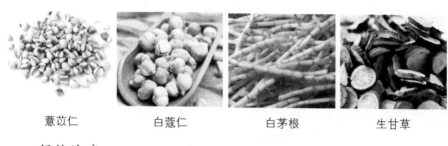

| 薏苡仁 | 白蔻仁 | 白茅根 | 生甘草 |

经络治疗

湿热体质的患者偶尔可以进行拔罐、刮痧,可改善小便发黄、烦躁不安的症状。由烦躁不安导致失眠,或全身肌肉酸痛,尤其是颈肩部的肌肉酸痛的时候,最适宜接受此类治疗。

饮食疗法

肝胆湿热患者除用药物治疗外,应清淡饮食,尽量少吃肥甘油腻的食物,可配清热利湿食疗辅助治疗。

▶▶ 黄花菜饮:黄花菜(干品)15g。制法:将黄花菜洗净,加水适量煎汤,代茶饮。有清热利尿、退黄疸的功效。适用于慢性肝炎、肝胆湿热、急性黄疸性肝炎。

▶▶ 五汁饮:梨、荸荠(马蹄)、藕、鲜芦根各100g,麦冬50g。制法:将上述五味洗净去皮后,使用器械或容器粉碎绞汁饮用。有清热解毒、生津止泻的功效,适用于肝胆湿热型慢性肝炎。

▶▶ 板蓝根菊饮:板蓝根30g,菊花晶2匙。制法:板蓝根加水煎汤,加入菊花晶饮用,每日1次。有清热疏风、明目解毒的功效。适用于慢性肝炎、肝胆湿热。

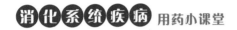

■ 中成药联合西药如何治疗慢性乙肝纤维化?

慢性乙肝纤维化是如何形成的?

慢性乙肝是在乙肝病毒持续感染的基础上引起相关病变的一种疾病。根据世界卫生组织研究报道,乙肝病毒感染是一个影响3.5亿人的全球性健康问题,在中国发生率较高。肝纤维化是指肝细胞发生坏死或各种慢性肝病持续刺激肝星状细胞时,肝脏内以胶原纤维为主的细胞外基质弥漫性过度增生,在肝内沉积发展成肝硬化的病理过程。慢性乙肝感染者有很高的进展性肝纤维化风险,可导致肝硬化和肝细胞癌。肝炎、肝纤维化及肝硬化是慢性肝脏疾病发展的"三部曲"。肝纤维化是疾病发展中的关键病理阶段之一,具有可逆性,早期诊断、合理治疗,可以延缓或者阻止其发展到肝硬化,若不及时进行治疗,可能发展为肝硬化甚至肝癌。

中成药能治疗慢性乙肝纤维化吗?

肝炎肝纤维化属于中医积聚、癥积、肝积等范畴,气虚血瘀为其主要病机,多因病情反复发作、久病入络,导致瘀血阻滞肝络。扶正化瘀胶囊是由丹参、发酵虫草菌粉、桃仁等药物组成的中成药,具有活血祛瘀、益精养肝的作用,临床上常用来治疗乙肝纤维化。

中成药联合西药治疗慢性乙肝纤维化能够提高疗效吗?

恩替卡韦分散片用于治疗慢性乙肝纤维化效果较好,但长期使用易导致机体耐药性加强,增加病毒变异的风险。如果久治不愈,会造成患者机体气血失衡。扶正化瘀胶囊可用于治疗慢性乙肝纤维化,该药物由丹参、发酵虫草菌粉、桃仁、松花粉、绞股蓝、五味子组成,具有活血祛瘀、益精养肝的功效。方中丹参祛瘀止痛、活血通经、清心除烦;发酵虫草菌粉补肺肾、益精气;桃仁破血、润燥通便;松花粉祛风益气、收湿、止血;诸药合用能显著改善患者的肝功能,并减缓肝纤维化进程。

■ 哪些中药成分有肝毒性?

已知会造成肝损伤的常用中草药有川楝子、何首乌、大黄、关木通、马兜铃、巴豆、乌头、土茯苓、雷公藤、五倍子、黄药子、苍耳子等,还有一些有毒矿物药(如朱砂、雄黄)、有毒动物药(如蜈蚣、全蝎)等中药,以及含有这些中药的中成药。

生活中,使用以下较常见的药物时,需要尤其注意伤肝问题。

何首乌

2014年国家药品监督管理局发布《药品不良反应信息通报》,提示何首乌有引起肝损伤的风险。应特别注意,如果自行购买或采集的何首乌未经炮制,可能会含有一种蒽醌衍生物大黄酚,擅自使用会对身体产生一定的损害,最主要的体现便是肝脏损害和刺激肠道充血。

白果

白果是银杏树的果实,有润肺、止咳、平喘的功效。但未经炮制的白果核仁中含有银杏酸、苦杏仁苷等有毒成分,过量服用易导致腹胀,严重者甚至会出现肝中毒等问题。

番泻叶

番泻叶确实有不错的泻下作用,但更适合急性便秘,一般用量为5~6g即可。如果长期过量服用,其在肠道内代谢的蒽酮类似活性产物易伤害肝脏。

艾叶

艾叶具有温经止血、散寒调经等作用。有些患者会用艾叶茶或艾附暖宫丸等中成药来治疗痛经,但不能长期、大量使用。研究发现,艾叶中含有的一些挥发油或水溶性物质,长期服用可以对肝脏造成损伤,严重时甚至可能导致肝硬化等疾病。

■ 不吃含有肝毒性成分的中成药就能够避免肝损伤吗?

中医选用中药治疗是基于这样的认知:药物都是偏性的,人生病相当于身体"走偏",我们利用药物的偏性以纠正机体之偏,更关键的是用中医诊断结合西医的检查结果,将病情辨证清楚,选对病机用药。中药的组方优势是多成分、多靶点作用于机体,起到治疗效果,根据病情的变化及时增减药物,病去药停,因为长期使用低毒性的药物也会对机体造成损害,且对于肝病患者要有意识地避免使用有肝毒性的药物。如临床必须使用此类药物,则使用中应监测肝功能指标的变化。

■ 中医如何选用保肝药物?

有经验的中医在组方时会加入保肝药物。从中医来讲,肝肾同源,补肾药相应地也有保肝作用,但也存在补肾药伤肝的情况。当然,用药要遵医嘱,不能擅自选用。